犬と猫のこれだけ心電図

監修 青木卓磨

緑書房

ご 注 意

本書中の診断法，治療法，薬用量については，最新の獣医学的知見をもとに，細心の注意をもって記載されています。しかし獣医学の著しい進歩からみて，記載された内容がすべての点において完全であると保証するものではありません。実際の症例へ応用する場合は，使用する機器，検査センターの正常値に注意し，かつ用量等はチェックし，各獣医師の責任の下，注意深く診療を行ってください。
本書記載の診断法，治療法，薬用量による不測の事故に対して，著者，監修者，編集者ならびに出版社は，その責を負いかねます。　　　　（株式会社 緑書房）

はじめに

　心電図検査は，1903年にオランダの医学者Einthoven先生によって開発されました。心筋細胞は細胞内が陰性の状態で$-90\,\text{mV}$に分極した状態から，$+20\,\text{mV}$へと脱分極することで活動電位（興奮）が生じますが，体表面では$\pm 3\,\text{mV}$程度とわずかに検出されるのみです。心電図検査装置はこのようなわずかな電位を正確に測定する装置ですので，Einthoven先生が1924年にノーベル生理学・医学賞を受賞したことは当然といえるでしょう。事実，開発から100年以上がたった今でも，心電図検査は医療では必須の検査の1つであり続けています。

　一方で，犬や猫などの小動物では心筋虚血や心筋梗塞が少なく，不整脈死もそれほど多くはないこと，また心電図自体が複雑で理解しにくいことから，臨床獣医師にとっては敬遠されがちな検査法であるかと思います。さらに，近年における画像診断装置の発達と普及により，臨床獣医師は比較的容易に心臓の形態や心機能を確認することが可能となりました。「画像」は直感的に理解しやすいため，心電図検査の複雑さはますます敬遠される傾向にあります。おそらく，心電図検査装置よりも，心臓超音波検査装置を優先的に揃える動物病院が増えているのではないでしょうか。

　たしかに画像診断装置の診断精度は高く，現代の小動物診療には必須の検査といえます。しかしながら，検査者によって描出される画像は異なりますし，測定値や評価も異なることがあります。一方で，心電図検査は検査者による測定や評価に差が生じにくい検査法の1つです。また，心臓電気生理を理解することは心臓病の診断や治療法の理解に直結しますし，何より不整脈診断においては未だに必須の検査といえます。

　麻布大学における循環器診療は，「如何に画像診断が発達したとしても聴診や心電図検査などの検査の重要性は損なわれない」といった若尾義人名誉教授の診療姿勢を踏襲し，今も誤診を防ぐための大事な防衛網の1つとして心電図検査を必須の検査とし，活用しています。今回，本書の作成にあたり執筆を依頼した砂原央先生，杉本佳介先生，上原拓也先生は，そのような指導のもと，麻布大学において獣医学の博士号を取得された先生です。この3名の先生は，循環器診療，外科，救急医療あるいは麻酔など関心をもつ分野は異なりますが，そのことで臨床の様々な観点から不整脈を捉え，執筆いただけたものと思います。

　本書は，臨床の現場で遭遇しやすい不整脈を網羅し，わかりやすく，しかしながら骨子を見失わないように高い水準で説明されています。本書が多くの先生方の日常診療に役立ち，心臓病で苦しむ動物とご家族のお役に立てることを願っています。

2019年5月

青木卓磨

監修者・執筆者一覧

監修者

青木卓磨 Aoki Takuma
麻布大学獣医学部獣医学科 小動物外科学研究室

執筆者（五十音順）

青木卓磨 Aoki Takuma　…　第 4 章 6-6
上掲

上原拓也 Uehara Takuya　…　第 2 章，第 4 章 6-3～6-5，7～7-7
麻布大学獣医学部獣医学科 小動物外科学研究室

杉本佳介 Sugimoto Keisuke　…　第 3 章，第 5 章
岡山理科大学獣医学部獣医学科 内科 2 講座

砂原央 Sunahara Hiroshi　…　第 1 章，第 4 章 1～6-2
山口大学共同獣医学部獣医学科 臨床獣医学講座 獣医外科学分野

（所属は 2019 年 5 月現在）

Contents

はじめに ……………………………………………………………………… 3
監修者・執筆者一覧 ………………………………………………………… 4
緊急度による不整脈の分類 ………………………………………………… 8

第1章　心臓の仕組みと電気の流れ
1. 心臓の構造と循環 ……………………………………………………… 12
2. 刺激伝導系 ……………………………………………………………… 15

第2章　心電図のとりかた
1. 心電図検査の種類 ……………………………………………………… 18
2. 心電図の原理 …………………………………………………………… 20
3. 心電図記録に必要な器具 ……………………………………………… 22
4. 標準四肢誘導心電図および胸部単極誘導心電図のとりかた ……… 24
5. ホルター心電図のとりかた …………………………………………… 26

第3章　心電図の読みかたの基本
1. 読みかたの原則と確認事項 …………………………………………… 30
2. 心拍数の測定 …………………………………………………………… 32
3. 電気軸の判定 …………………………………………………………… 34
4. 波形診断と基準値 ……………………………………………………… 38
5. アーチファクト ………………………………………………………… 45

第 4 章　不整脈の心電図

1	不整脈の定義と分類	48
2	上室期外収縮	50
3	心室期外収縮	52
4	脚ブロック／ヘミブロック（伝導障害）	56
5	洞性不整脈	60
6	徐脈性不整脈	62
6-1	洞性徐脈	64
6-2	洞停止	65
6-3	房室ブロック①	67
6-4	房室ブロック②	70
6-5	洞不全症候群	73
6-6	心房静止	76
7	頻脈性不整脈	79
7-1	洞性頻脈	81
7-2	上室頻拍	83
7-3	心房細動	86
7-4	心房粗動	88
7-5	WPW 症候群	90
7-6	心室頻拍	92
7-7	心室細動	95

第 5 章　心疾患と心電図

1	動脈管開存症	98
2	肺動脈弁狭窄症	100
3	拡張型心筋症	102
4	不整脈原性右室心筋症	104
5	肥大型心筋症	106
6	僧帽弁閉鎖不全症	108
7	神経調節性失神症候群	110

Appendix　不整脈に使用する薬剤リスト ……… 112

参考文献 ……… 116
索引 ……… 118

緊急度による不整脈の分類

第4章では心電図ごとに緊急度を付記しています。
緊急度の目安，ならびに本書に掲載している心電図の緊急度は下記の通りです。

★★★ 緊急性が高く，速やかな治療を要する

心室期外収縮（多源性／R on T 現象） ……………………………… 52
- 徐脈性不整脈

  2度房室ブロック（高度房室ブロック） ……………………………… 67

  洞不全症候群（徐脈頻脈症候群） …………………………………… 73

  心房静止 ………………………………………………………………… 76
- 頻脈性不整脈

  心室頻拍（Q-T 延長症候群） ………………………………………… 92

  心室細動 ………………………………………………………………… 95

★★☆ 緊急性や危険性は少なく，臨床徴候がなければ要経過観察とする

- 徐脈性不整脈

  洞停止 …………………………………………………………………… 65

  2度房室ブロック（Mobitz II 型） …………………………………… 67

  洞不全症候群 …………………………………………………………… 73
- 頻脈性不整脈

  上室頻拍* ……………………………………………………………… 83

  心房細動 ………………………………………………………………… 86

  心房粗動 ………………………………………………………………… 88

  WPW 症候群 …………………………………………………………… 90

  心室頻拍（持続性心室頻拍） ………………………………………… 92

＊症例の状態によっては★★★に分類される。

★☆☆　緊急性はなく，基礎疾患への治療が優先される

上室期外収縮 ………………………………………………… *50*

心室期外収縮（単源性）……………………………………… *52*

脚ブロック／ヘミブロック（伝導障害）…………………… *56*

洞性不整脈 …………………………………………………… *60*

- 徐脈性不整脈

洞性徐脈 ……………………………………………………… *64*

洞房ブロック ………………………………………………… *65*

1度房室ブロック …………………………………………… *67*

2度房室ブロック（Wenckebach型）……………………… *67*

- 頻脈性不整脈

洞性頻脈 ……………………………………………………… *81*

心室頻拍（非持続性心室頻拍）……………………………… *92*

★★★

3度（完全）房室ブロック …………………………………… *70*

★★☆

3度（完全）房室ブロック …………………………………… *70*

第 1 章

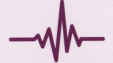

心臓の仕組みと電気の流れ

1 心臓の構造と循環

1. 解剖

位置

- 犬と猫の心臓は，どちらも類似した形態を示し，位置はおおむね同じです。
- 心臓は胸腔内の第3～第6肋間，胸腔の中央の縦郭のなかに存在しています（図1）。腹側は胸骨周囲組織に接しており，その他の側面ではほとんどが肺に囲まれています。
- 心臓は円錐形であり，心尖部は腹側やや尾側に位置していて，心基底部は背側部に位置しています。
- 犬と猫の心臓は，横臥位でみると胸腔内に斜めに位置しています。犬種によって異なりますが，犬の心臓はより直立しているように存在し，猫ではやや平行に存在します。

構造

- 心臓は心房と心室から形成され，心房が心室の上方（背側）に位置しています（図2）。
- 心房と心室は左右に1つずつあり，左心系（左房や左室）は尾側のやや左方に位置していて，右心系（右房や右室）は左心系の右方頭側に存在しています。
- 心房と心室は弁で仕切られていて，右房と右室の間には三尖弁，左房と左室の間には僧帽弁があります。
- 心臓は心膜によって包まれており，その間には少量の心膜液が存在しています。この心膜液は心臓が円滑に拍動する助けとなっています。

2. 循環

ポンプ機能と冠動脈

- 犬の心臓は各臓器への栄養分や酸素を供給するため，1日に約10万回もの収縮と拡張を繰り返しており，10 kgの犬では1回あたり15 mLの血液を拍出しています。これを心臓のポンプ機能といいます。
- 心臓は母体内で拍動を始めると，24時間絶えず休まず，はたらき続けています。その仕事量を維持するためには心臓自体にも十分な酸素や栄養が必要となり，それらを供給しているのが冠動脈です。

第 1 章　心臓の仕組みと電気の流れ

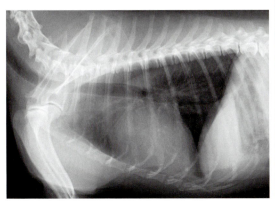
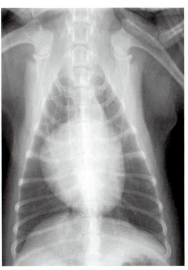

図1　心臓の位置（犬）
右側横臥位で，心臓は胸腔内の第3〜第6肋間に存在している。仰臥位で，心臓は胸腔中央に存在している

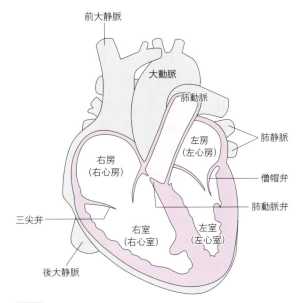

図2　心臓の内部構造
仰臥位からみた心臓の断面である

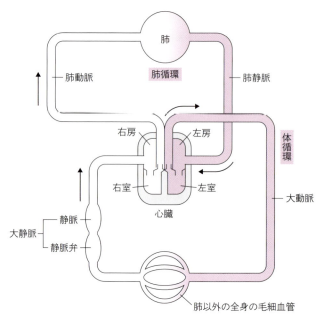

図3 全身の血液循環

- 冠動脈は大動脈弁から最初に分岐する動脈で，心筋の周囲を走行しています。
- 冠動脈は通常左右に1本ずつあり，それぞれを左冠動脈，右冠動脈といいます。左冠動脈は前下行枝と回旋枝に分岐しています。

肺循環と体循環

- 全身から戻ってくる血液は前大静脈，奇静脈ならびに後大静脈から右房へと流れ，右室，肺動脈の順に肺へと流れます。
- 肺で十分な酸素を含んだ血液は，肺静脈から左房，左室の順に流入し，大動脈から全身へと流れていきます（図3）。
- 右室→肺動脈→肺→肺静脈→左房までの血液循環を肺循環，左室→大動脈→全身→大静脈→右房までの血液循環を体循環といいます。
- 体循環は全身の隅々へと血液を拍出するため，左心系の方が右心系よりも血圧が5〜6倍高くなっています。

2 刺激伝導系

1. 自動能

- 心筋には特殊心筋（刺激伝導系）と作業心筋（心房筋と心室筋）とがあります。特殊心筋は他の筋肉とは異なり，外部からの刺激がなくても自ら興奮することができる自動能をもっています。
- 自ら興奮する，すなわちペースメーカとして機能する組織のうち，中心的な役割を担うのが右房と前大静脈の付根に存在する洞結節です。
- 洞結節から発生した電気的興奮（刺激）は右房，左房の順に心房筋に伝わり，結節間伝導路，バッハマン束，房室結節，His束，左および右脚，そして左右のPurkinje線維の順で伝導し，左右の心室筋に伝わります（図1）。
- この洞結節から心室筋（Purkinje線維）までの電気的興奮が伝わる経路を刺激伝導系といい，このような順番で電気的興奮が伝導すると，能動的な弛緩によって拡張した心室に対し，心房の収縮により心室に血液が流入することで心室がさらに拡張し，大動脈と肺動脈（大血管）へと効率よく血液が駆出されます。

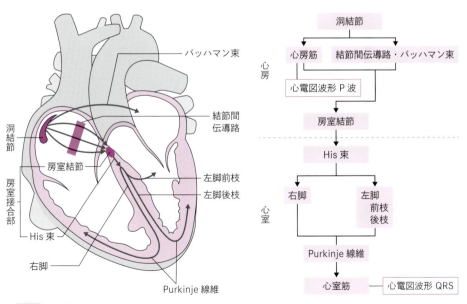

図1　刺激伝導系

- 刺激伝導系による電気的興奮の流れに何らかの異常が生じた場合，あるいは作業心筋から電気的興奮が生じることで心臓のリズムが乱れることを不整脈といい，この場合，正常な心拍出量が保てないことがあります。

2. 異所性自動能

- 洞結節が正しい心調律（心臓のリズム）を維持できなくなった場合や，伝導が途中でできなくなった場合に，洞結節以外の部位が自動的に電気的興奮を起こし，洞結節のように調律をとることがあります。これを異所性自動能とよびます。
- 異所性自動能は洞調律よりも早く出現する場合と，遅く出現する場合があります。
- 異所性自動能は自律神経活動，特に交感神経の過緊張で生じます。
- また，他にも高血圧，貧血，心筋障害，循環血液量の急激な減少，電解質異常，血液 pH 異常でも生じます。

第2章

心電図のとりかた

1 心電図検査の種類

- 臨床現場で一般的に使用される心電図検査には，標準四肢誘導心電図およびモニター心電図（3点誘導）ですが，その他に胸部単極誘導心電図やホルター心電図など特殊な心電図もあります。

☐ 標準四肢誘導心電図

- 「標準」という語が頭に付けられているように，心電図検査の基本は双極誘導（Ⅰ，Ⅱ，Ⅲ）と（増高）単極誘導（aVR，aVL，aVF）です（図1）。これは，電極の装着が容易であること，心房筋および心室筋の興奮の頻度や相互関係がわかるので不整脈の解析が容易であること，が理由としてあります。
- 心臓の電気現象は立体的ですが，複雑であるため平面化します。正面から心臓の電気現象をみたものが標準四肢誘導心電図，輪切りにして水平面の電気現象をみたものが胸部単極誘導心電図で，2つを組み合わせて全体の電気現象を把握します。

☐ モニター心電図

- モニター心電図は標準四肢誘導心電図とは異なり，3個の電極を装着する3点誘導が多く，右前肢にプラス電極，左前肢にマイナス電極，残りの電極がアースとなるため，標準四肢誘導心電図のⅡ誘導に相当します。動物が安静にしていなくても24時間連続して心電図波形を観察することが可能です。現在では，モニター心電図の多くはマルチモニターとよばれ，心電図波形だけでなく，血圧や呼吸数，体温など複数の項目をモニターすることができます（図2）。

☐ 胸部単極誘導心電図

- 胸部単極誘導心電図では，胸部に4つの電極（CV_5RL，CV_6LL，CV_6LU，V_{10}）を装着します。
- 胸部単極誘導心電図は標準四肢誘導心電図で得られる情報に対して補助誘導として使用されます。

☐ ホルター心電図

- ホルター心電図は，動物が携帯可能な小型レコーダーを装着した状態で，決められた一定時間内（メモリーカード1枚あたり24時間の記録が可能）を日常生活と同様に過ごし，記録されたデータを後に解析装置を用いて心拍数，心調律（リズム）などの心電図異常を検出する検査です。

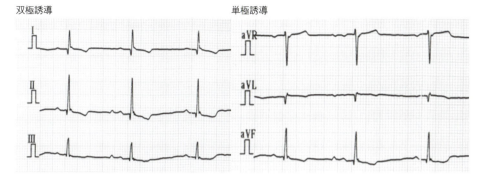

図1 標準四肢誘導心電図
写真は犬の正常洞調律である。正常ではⅠ，Ⅱ，Ⅲはすべて陽性波，aVRとaVLは陰性波，aVFは陽性波となる

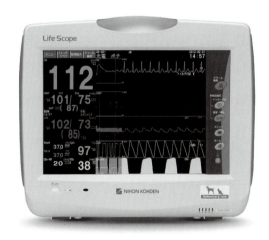

図2 マルチモニター（モニター心電図）
動物用モニタ BSM-3592 ライフスコープ VS
画像提供：日本光電工業（株）

2 心電図の原理

1. 電気の流れと心電図波形の関係

- 心電図は，当初は2つの電極間の電位差のみを確認できる双極誘導（Ⅰ，Ⅱ，Ⅲ）しかありませんでした。
- その後，単極誘導（aVR，aVL，aVF）が開発され，心臓の内腔中心をゼロ（電気的中心）として，それぞれ右肩，左肩，肢から電気的な興奮を観察できるようになったことで，心電図はより理解しやすくなりました。
- 心電図を理解するには，アイントーベンの三角形（3つの電極間での電気の流れの関係）について簡単に知っておいた方がよいでしょう（図1）。
- 心電図は双極誘導，すなわち2点電極間での記録が基本であり，電気はマイナス電極からプラス電極へ流れると解釈します。電子の流れと同じ考え方です。
- 3つの電極があると，3通りの心電図を記録することができます。これは標準四肢誘導心電図のⅠ，Ⅱ，Ⅲ誘導に相当します（第2章4参照）。
- 心電図の正常電気軸は左斜め下方（図2の➡）であるため，この向きと同じ方向にマイナス電極とプラス電極を取り付けると心電図のQRSは上向きとなります（図2A）。マイナス電極とプラス電極を逆にすると，QRSは下向きになります（図2B）。

2. 記録チャンネル（誘導）数

- 心電計ごとに1回の操作で記録できるチャンネル（誘導）数は決められており，1，3，6，12チャンネルのものがあります。
- 12チャンネル同時記録の心電計は，獣医学領域では一般的ではなく，6チャンネルもしくは3チャンネルのものが一般に使用されています。
- モニター心電図では，単一誘導のみの心電図記録となります。
- ホルター心電図では1～3チャンネルの心電図を記録することができます。

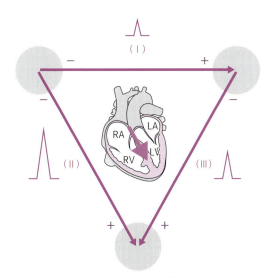

図1　アイントーベンの三角形（双極誘導の原理）
Ⅰ，Ⅱ，Ⅲ誘導は興奮のベクトルが同じ方向に向かうため陽性波となるが，特にⅡ誘導は電気の流れと最も平行にあることから波形が最も高い
RA：右房，RV：右室，LA：左房，LV：左室

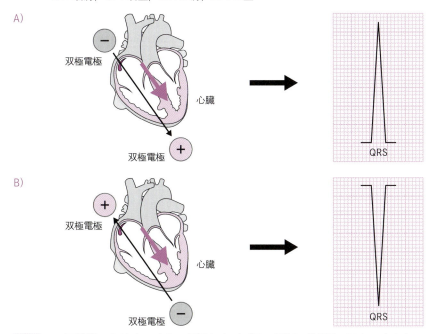

図2　双極誘導におけるマイナス電極およびプラス電極の位置とQRSの向きとの関係

3 心電図記録に必要な器具

1. 標準四肢誘導心電図の場合

- 準備するものは，心電計の他に付属されている標準四肢誘導の記録用電極，誘導コード，電極装着用のクリームです（図1）。
- 四肢に装着する電極は標準四肢誘導（Ⅰ，Ⅱ，Ⅲ，aVR，aVL，aVF）の記録に使用します。

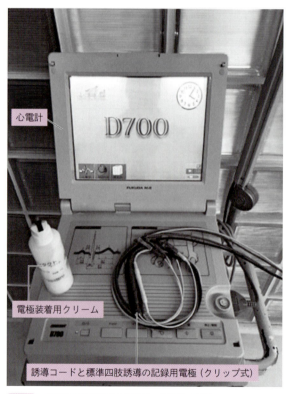

図1　標準四肢誘導心電図に必要な器具

2. モニター心電図の場合

- 準備するものは,生体情報モニター,送信機,誘導コード,電極(クリップ式)です(図2)。
- 心電図波形は,送信機を介してモニターまで送信されます。
- 生体情報モニターでは,心電図以外にも呼吸数,体温,動脈血酸素飽和度(SpO_2),終末呼気二酸化炭素分圧($EtCO_2$),非観血的動脈血圧の測定が可能です。

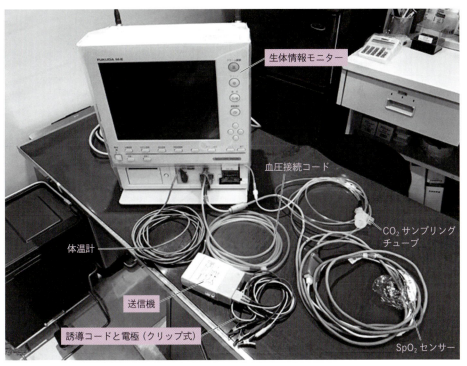

図2 モニター心電図に必要な器具

4 標準四肢誘導心電図および胸部単極誘導心電図のとりかた

1. 標準四肢誘導心電図をとる時のポイント

- 心電図の記録は動物に緊張を与えないように優しく保定し,静かな部屋で行います。
- 心電図を記録するためには,四肢が体幹に対して垂直になるように動物を右側横臥位にします。
- アリゲータークリップの場合,電極は肘および膝の皮膚に装着します。パッチの場合は,直に皮膚もしくは趾球(肉球)に装着します。

2. 標準四肢誘導心電図

- 筋電図の混入を防ぐ目的で,肘と膝の皮膚に赤電極(右肘),黄電極(左肘),緑電極(左膝),黒電極(右膝)を装着します。
- 黒電極は心電図の記録に直接関係しませんが,記録にあたり混入する交流電流(静電気や他の電気製品の利用などによる漏れ電流)の除去や,身体の安全性を高めるために有用なアース(電位のゼロをとる基準となる電極)としての役割を担います。
- 標準四肢誘導心電図は,双極誘導(Ⅰ,Ⅱ,Ⅲ)と単極誘導(aVR, aVL, aVF)に分けられます。双極誘導は,2点間の電位差を求めることで得られるものです。単極誘導は,双極誘導の記録に利用される赤・黄・緑電極(関電極)と2つの電極の結合電極(不関電極)との間の電位差を記録することで得られるものです(図1)。

3. 胸部単極誘導心電図

- 胸部単極誘導心電図はすべて単極誘導,すなわち不関電極と電極装着点の電位差を記録することで得られるものです。
- 胸部単極誘導心電図の電極(CV_5RL, CV_6LL, CV_6LU, V_{10})は,胸部表面に直接付けます(図2)。CV_5RL は右側第5肋間の胸骨縁に,CV_6LL は左側第6肋間の胸骨縁に,CV_6LU は左側第6肋軟骨接合部に配置します。V_{10} は第6-7胸椎の背側棘突起付近に配置します。
- 左側の胸部単極誘導心電図では,右室拡大の検出の感度が標準四肢誘導心電図よりも高いことから,P波を検出しやすくなります。

第 2 章　心電図のとりかた

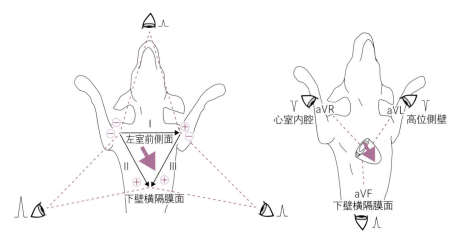

図1　標準四肢誘導心電図の原理
➡は電気的中心に位置し，心臓の電気の方向を表す。双極誘導は遠くから2点間の電気の流れを，単極誘導は右肩（aVR），左肩（aVL），肢（aVF）で心臓の中心から流れる電気の流れをみている。単極誘導では，電気の流れがみている方向に向かってくると陽性波となり，逆にみている方向から遠ざかると陰性波となる

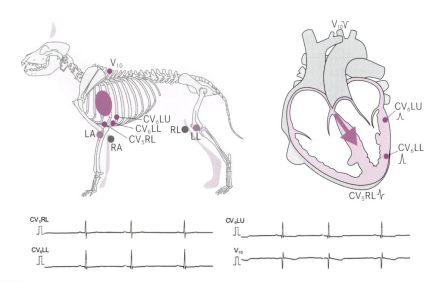

図2　胸部単極誘導での電極の装着点
➡は心臓の電気の方向を表す。電気軸の方向から V_{10} は遠ざかるため陰性波となり，CV_6LU と CV_6LL は電気軸が向かってくる位置にあるため陽性波となる。CV_6LL は左室心尖部，CV_6LU は左室上部に位置することからR波の電位は CV_6LL の方が高い。CV_5RL は心室中隔付近にあるため等電位を示す
LA：左前肢の付根部分，RA：右前肢の付根部分，LL：左後肢の付根部分，RL：右後肢の付根部分

5 ホルター心電図のとりかた

1. ホルター心電図に必要な器具と特徴

- ホルター心電図は，小型の記録器と記録器を固定するためのジャケット，解析用ソフトウェアをインストールしたパソコンによって構成されます（図1）。
- 近年の記録器は，従来のものより小型（約60 g）であり，小型犬や猫に使用しても行動に制限がかかるなどの動物自身が違和感を感じることは少なくなりました。
- 心電図の他に，動脈血酸素飽和度（SpO_2）や血圧，体位情報などを記録できるものも開発されています。また，防水機能が付いた記録器も開発されています。

2. 電極の装着と誘導

- まず，電極を装着する前に胸骨柄から剣状突起までの胸部をきれいに毛刈りし，アルコール綿で皮脂を落とします。
- 最も一般的なホルター心電図は，2チャンネルの心電計を使用します。この心電計では，5つの電極を使用し，そのうち1つは不関電極として使用されます。
- 誘導法は双極誘導を用いますが，Ⅰ，Ⅱ，Ⅲ誘導ではなく，M-X誘導やL-R誘導などが用いられます。
- M-X誘導は胸骨柄部（白：マイナス電極）と剣状突起部（赤：プラス電極），L-R誘導は右胸部（茶：マイナス電極）と左胸部（黒：プラス電極）で心電図が記録されます（図2）。
- 2チャンネルの心電計ではチャンネル1（CH1）としてM-X誘導，チャンネル2（CH2）としてL-R誘導が選択されます。

第 2 章　心電図のとりかた

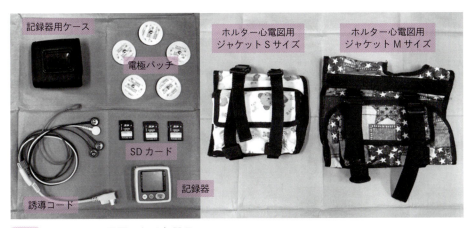

図1　ホルター心電図に必要な器具

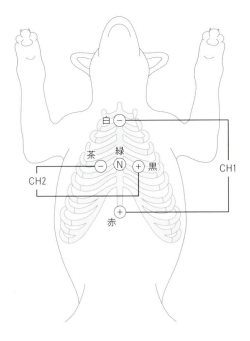

- CH1：M-X 誘導
  胸骨柄部……白　(−)
  (両前肢の間)
  剣状突起部…赤　(+)

- CH2：L-R 誘導
  右胸部……茶　(−)
  (第5～第6肋間の胸骨から4～5cm右脇)
  左胸部……黒　(+)
  (第5～第6肋間の胸骨から4～5cm左脇)

- アース (不関電極)
  胸部………緑　(N)
  (第5～第6肋間の胸骨)

図2　ホルター心電図での電極装着部位

第 3 章

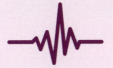

心電図の読みかたの基本

1 読みかたの原則と確認事項

1. 読みかたの原則

- 心電図は読みかたの原則に沿って読まなければなりません。
- 読みかたの基本は，①記録条件の確認，②調律診断（整・不整），③電気軸の判定，④誘導ごとの波形診断，の順で行うのが原則です。

2. 読む前の確認事項（図）

縦軸と横軸

- 縦軸，横軸はともに太い線と細い線によって区切られており，太い線で囲まれた正方形は 5×5 mm の大きさ，細い線は 1×1 mm の大きさとなっています。
- 縦軸は電位の高さを表しており，1 cm＝1 mV が標準となります。
- 横軸は時間を表しており，ペーパースピードによって異なります。

ペーパースピード

- 一般的に心電図は 50 mm/秒の 1 種類，または 25 mm/秒と 50 mm/秒の 2 種類のペーパースピードで記録されます。
- 50 mm/秒の場合には 1 mm が 0.02 秒，5 mm で 1 秒となります。
- 25 mm/秒の場合には 1 mm が 0.04 秒，2.5 mm で 1 秒となります。

キャリブレーション

- 通常は，×1（1 cm/1 mV）で記録します。心拡大などで波形が高く，波形が重なる場合には感度を下げて，×1/2（2 cm/1 mV）で記録します。
- 猫では正常な場合でも電位が低いことがあり，そのような場合には感度を上げて，×2（0.5 cm/1 mV）で記録します。
- キャリブレーションを必ず入れておかなければ，思わぬ誤診につながってしまいます。

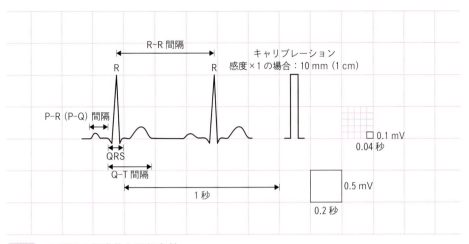

図 心電図の標準的な記録条件

2　心拍数の測定

1. 心拍数とは

- 1分間（60秒間）あたりの心臓の拍動数のことを心拍数といい，心調律（リズム）が一定か否かで算出する方法が異なります。

2. 心調律が一定の場合

R-R間隔を用いて計算する方法

- R-R間隔が一定の場合には，60秒をR-R間隔で除することで算出可能です。
- 図1ではペーパースピード（紙送り速度）は50 mm/秒であり，R-R間隔は33 mmですので33÷50で0.66秒と計算します。つまり，0.66秒に1回QRSが出現していることになるので1分あたりは60秒÷0.66秒となり，心拍数は91拍/分と算出されます。

大きなマス目から計算する方法

- 心電図の記録紙は方眼紙になっており，10 mm（1×1 mmの小さなマス×10）ごとに太い線で囲まれた大きなマス（1マス＝10×10 mm）があります。ペーパースピードが50 mm/秒の場合，10 mmは1秒の5分の1となり，1マスが0.2秒であることを意味します。
- 太い線の上にあるR波を探して，次のR波までにいくつのマスがあるかを数えて心拍数を算出します。間隔が1マスであれば0.2秒ごとに波形が出現していますので，60÷0.2で心拍数は300拍/分，同様に間隔が2マスであれば60÷0.4で心拍数は150拍/分と計算します。
- 図2では1つめのQRSから次のQRSまでの間に約3マスありますので，60÷(0.2×3)で約100拍/分と簡易的に計算します。

3. 心調律が不規則な場合

- 心調律（リズム）が不規則な場合は，定規などを心電図の上に置き，150 mm（15 cm）でQRSが何回出現するかを数えます。ペーパースピードは50 mm/秒ですので，15 cmは3秒を意味し，20倍することで心拍数を算出します。
- 図3では15 cm（3秒間）の間にQRSの数が5回出現していますので，5×20となり，心拍数は100拍/分と算出されます。

第 3 章　心電図の読みかたの基本

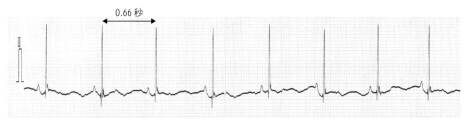

図 1　心拍数の測定方法 1
R-R 間隔は 0.66 秒なので，0.66 秒に 1 回心臓が拍動することを意味する。そのため，1 分間の拍動数は 60 秒÷0.66 秒＝91 拍 / 分となる（50 mm/ 秒）

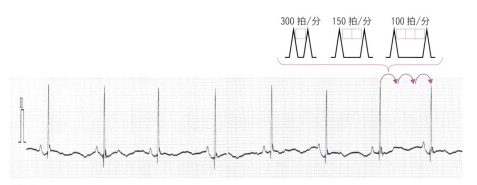

図 2　心拍数の測定方法 2
太い線の上にある R 波を探し，次の R 波がどの間隔で出現するかでおおよその心拍数がわかる。太い線の間隔ごとに 300，150，100，75，60…となる。図では 3 本目と 4 本目の間に次の R 波があるため，心拍数は 75～100 拍 / 分の間であることがわかる（50 mm/ 秒）

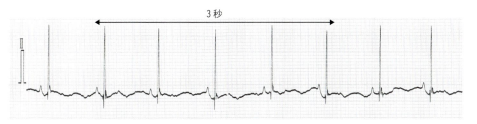

図 3　心拍数の測定方法 3
3 秒間に R 波は 5 回出現しているので，1 分間に換算すると，その拍動数は 60 秒÷3 秒×5 回＝100 拍 / 分となる（50 mm/ 秒）

3 電気軸の判定

1. 電気軸とは

- 心電図を読む場合は，必ず電気軸を確認する必要があります（図1）。
- 電気軸とは心室筋が興奮する際に生じる起電力の主な進行方向（興奮ベクトル）を示すもので，3時方向を0°として時計方向の角度で表現します。電気軸は左右いずれの心室に異常があるのか，あるいは左脚前枝ヘミブロックや左脚後枝ヘミブロックなどの伝導障害の診断に有用です。
- 電気的興奮は右房から左室方向に進むため，正常な犬では+40°～+100°，猫では0°～+160°の範囲内にあります。
- 正常範囲よりも角度が小さい場合を左軸偏位とよび，大きい場合を右軸偏位とよびます。しかしながら，コリーやプードルなどの胸幅（両前肢の間）が狭い犬種や，ダックスフンドやボクサーなどの胸幅が広い犬種では胸郭の形態から興奮ベクトルの方向が他の犬種と異なるため，電気軸がこの範囲内にない場合があります。
- 左軸偏位の原因としては左室肥大，左脚前枝ヘミブロック，左脚ブロックなどがあり，右軸偏位の原因としては右室肥大（肺性心を含む），左脚後枝ヘミブロック，右脚ブロックなどがあります。

2. 電気軸の求めかた

- 電気軸の求めかたとして，最も正確な方法はQRSの面積を求めることですが，面積を求めることは煩雑であるため，一般的にはQRSの電位が使用されます。
- 電気軸を求める方法は主に3つあり，①特定の2つの誘導から求める方法，②等電位誘導から求める方法，③QRSが高い2つの誘導から求める方法です。

①特定の2つの誘導から求める方法（例：Ⅰ誘導とⅢ誘導，図2）

- 特定の2つの誘導の振幅から電気軸を求める方法で，最も正確に電気軸を推測することが可能です。
- 例えばⅠ誘導とⅢ誘導において，それぞれR波の高さ（mm）とS波の高さ（mm）を測定し，加算します。Ⅰ誘導とⅢ誘導上にそれぞれの算出した数値から垂線を引き，その交点と中心を結ぶ線が電気軸となります。

第 3 章　心電図の読みかたの基本

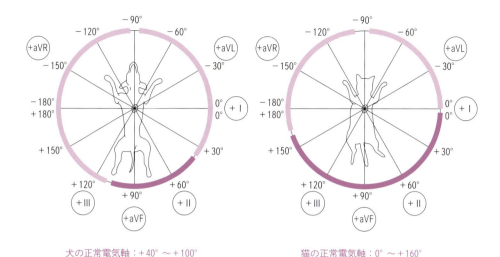

犬の正常電気軸：+40°〜+100°　　　　猫の正常電気軸：0°〜+160°

図1　犬と猫の電気軸
犬の正常電気軸は+40°〜+100°で，+40°より小さくなれば左軸偏位，+100°より大きくなれば右軸偏位という。猫の正常電気軸は0°〜+160°で，0°より小さくなれば左軸偏位，+160°より大きくなれば右軸偏位という。しかしながら，猫では正常でもこの範囲内でないこともあるため注意が必要である

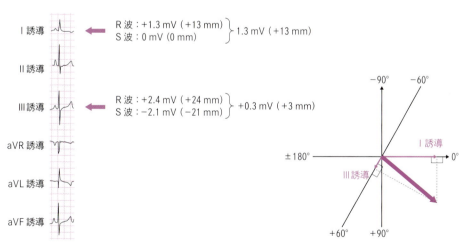

図2　特定の2つの誘導から求める方法（例：I誘導とIII誘導）
1 mV＝10 mmとして計算する。I誘導はR波が1.3 mV，S波が0 mVなので1.3 mVとなる。III誘導はR波が2.4 mV，S波が-2.1 mVなので0.3 mVとなる。I誘導とIII誘導上にそれぞれの算出した数値から垂線を引き，その交点と中心を結ぶ線が電気軸となる

②等電位誘導から求める方法（図 3）

- 等電位誘導とは QRS の陽性波（R 波）と陰性波（S 波）の和が 0，つまり同じ高さとなる誘導のことを意味します。電気軸はこの誘導から直角な誘導と平行の位置にあり，プラスの角度かマイナスの角度かは，該当する誘導の QRS の電位が主にどちらかをみて判断します（第 3 章 4 図 2 参照）。
- 例えば，Ⅲ誘導が等電位誘導である場合，電気軸は−120°あるいは＋30°にあり，Ⅰ誘導における QRS が陽性波であれば電気軸は＋30°と算出します。
- 等電位誘導が 2 つある場合には振幅が低い方を選択します。
- なお，等電位誘導がない場合や，すべての誘導で等電位である場合には，この方法は使用できません。

③ QRS が高い 2 つの誘導から求める方法（図 4）

- QRS の R 波を利用する場合には，QRS が高い誘導を探すことで電気軸を推測することが可能です。
- 電気軸は QRS が最大となる誘導に比較的平行にあるはずですので，QRS が高い 2 つの誘導の間に電気軸は存在すると推定します。

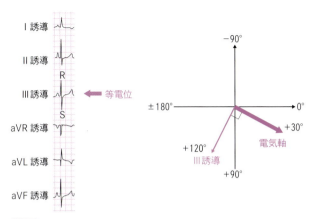

図3　等電位誘導から電気軸を求める方法
図の心電図では，等電位波形を示しているものはⅢ誘導である。
電気軸はⅢ誘導に直角な誘導と平行の位置にあることになる

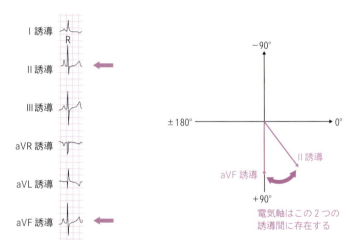

図4　QRSが高い2つの誘導から求める方法
心電図でR波が高いのはⅡ誘導とaVF誘導である。そのため，電気軸はこの2つの誘導の間に存在することになる

4 波形診断と基準値

- 波形診断では，心臓における刺激伝導系を介した正常な電気的興奮の流れを理解しなければなりません。
- 心臓の電気的興奮は，洞結節→心房筋（右→左）および結節間伝導路，バッハマン束→房室結節→His束→右脚および左脚（前枝と後枝）→Purkinje線維→心室筋の順に伝導し（図1），各種波形を形成します。
- 心電図の基本波形はP波，QRS，T波，ST部分ですが，これらの意味合いを理解することで心電図の理解が深まります（表1，2）。

1. 心電図の基本的用語

- 静止状態（分極）では細胞内が負（－），細胞外が正（＋）であり，細胞膜の電気抵抗が高く電流は流れません。この状態は等電位であり，心電図上では基線となります（図2A）。
- 心筋が電気的に興奮して活動することを脱分極といい，心筋が興奮から冷め（脱却），興奮（脱分極）からもとに戻ることを再分極といい，脱分極が放電，再分極が充電といえます。
- 電気刺激があると脱分極し，興奮が伝導します。関電極に向かってくる興奮は陽性波，反対に遠ざかる興奮は陰性波として心電図上には記録されます（図

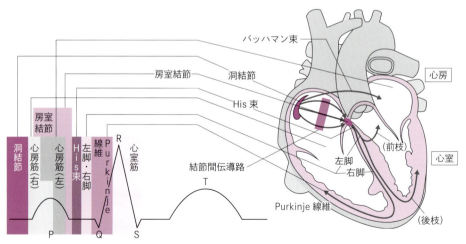

図1 刺激伝導系を介した電気的興奮の伝達と心電図波形の関連性

第3章 心電図の読みかたの基本

表1 波形の解釈と基準値（Ⅱ誘導）

波形	定義	基準値	
P波	心房筋が興奮している時間帯 （心房脱分極相）	〈犬〉幅：0.04秒，高さ：0.4 mV	
		〈猫〉幅：0.04秒，高さ：0.2 mV	
QRS	心室筋が興奮している時間帯 （心室脱分極相）	〈犬〉幅：0.06秒 　　　高さ：小型犬で 2.5 mV，大型犬で 3.0 mV	
		〈猫〉幅：0.04秒，高さ：0.9 mV	
T波	心室筋の興奮が冷める時間帯 （心室再分極相）	〈犬〉R波を25％以上越えない	
		〈猫〉0.3 mV を越えることはない	
ST部分	心室脱分極相から再分極相へ移行する 時間帯	〈犬〉0.2 mV を越えない程度の上昇あるいは低下	
		〈猫〉上昇あるいは低下なし	
R-R間隔	心室筋が興奮する間隔を反映	〈犬〉0.3～1秒	
		〈猫〉0.25～0.6秒	
P-R (P-Q) 間隔	心房筋の興奮が心室筋に伝導するまで の時間を反映	〈犬〉0.06～0.13秒	
		〈猫〉0.05～0.09秒	
Q-T間隔	主に心室筋の興奮が冷める間隔を反映	〈犬〉0.15～0.25秒	
		〈猫〉0.07～0.20秒	

表2 犬および猫の胸部単極誘導心電図の基準値

犬		猫	
CV₅RL	T波は陽性波，R波は 3.0 mV 以下	CV₆LL	R波＜1.0 mV
CV₆LL	S波は 0.8 mV 以下，R波は 3.0 mV 以下*	CV₆LU	R波は 1.0 mV 以下
CV₆LU	S波は 0.7 mV 以下，R波は 3.0 mV 以下*	V₁₀	T波は陰性波，RまたはQ波は＞1.0 mV
V₁₀	QRSは陰性，チワワ以外の犬種でT波が陰性波	*2歳齢未満の犬で胸が薄くて深いものは当てはまらない	

A) 静止状態（分極）

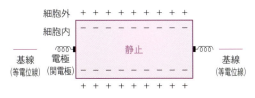

B) 脱分極

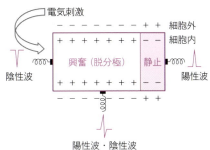

図2 心筋の興奮と波形の変化

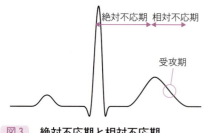

図3 絶対不応期と相対不応期

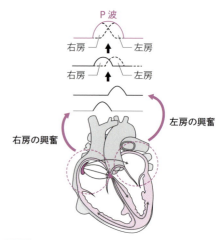

図4 P波の由来
P波は右房の興奮と左房の興奮の波形が融合したものである

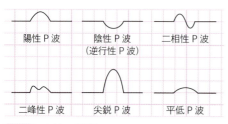

図5 P波の種類
特定の誘導や異常によってP波は変化する

2B)。
- 活動電位の発生直後で，刺激応答ができない時期を不応期といい，絶対不応期と相対不応期に分けられます（図3）。
- 絶対不応期は再分極が十分に進んでおらず，Naチャネルが活性化しうる電位の範囲に達していないため，どのような電気刺激に対しても反応しません。
- 相対不応期は再分極が進行し，細胞膜電位が十分に陰性となり，電気刺激に対していくつかのNaチャネルが反応できる状態になっています。
- 相対不応期のなかでも，最も電気刺激に対して反応しやすい時期を受攻期とよびます。

2. P波

- P波は**心房筋の興奮（脱分極）**を表します。心房には右房と左房があるため，P波は右房と左房の脱分極が融合した波形です（図4）。
- P波にはいくつかの形状が認められ，陽性P波，陰性P波（逆行性P波），二相性P波，二峰性P波，尖鋭P波ならびに平低P波などが代表的です（図5）。
- 心房筋の再分極としてTa波が認められることもありますが，波形が低く，かつQRSと重なることが多いため，P-R間隔が延長しない限り認めることはありません。

A) Q波の形成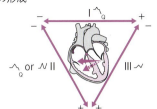

B) R波の形成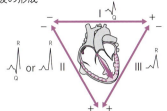

C) S波の形成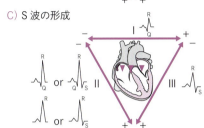

図6　QRSの由来
A：心室脱分極は左から右に広がり，QRSの最初の陰性波であるQ波が形成される
B：心室筋が興奮することですべての双極誘導においてR波が形成される。R波が増高していると左室肥大が疑われる
C：心室脱分極の最後にQRSの2番目の陰性波となるS波が形成される。S波が増高していると右室肥大が疑われる

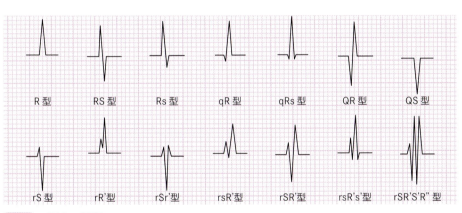

図7　QRSの種類

3. QRS

- QRSは**心室筋の興奮（脱分極）**を表します。心室には右室と左室があるため，QRSはP波と同様に左室と右室の脱分極が融合した波形です（図6）。
- Q波は最初の陰性波をいい，R波は陽性波，2つめ以降の陰性波をS波とよびます。
- QRSもいくつかの形状が認められ，振幅の高いもの（高電位），振幅の低いもの（低電位），QRSの幅が広いものやQRSが分裂しているものなど様々です（図7）。

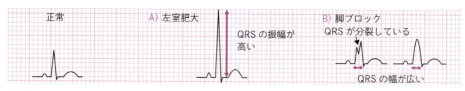

図8　QRSの異常
左室肥大ではQRSの振幅が高く（A），脚ブロックではQRSの幅が広くなる（B）

QRSの異常

- QRSの振幅が高い場合は心室における起電力が大きいことを示し，陽性に高い場合は左室肥大を，陰性に高い場合は右室肥大を示します（図8A）。
- QRSの幅が広い場合や分裂している場合は，心室内の伝導時間が延長していることを示します。心室肥大を示すこともありますが，典型的には脚ブロックの所見として考えます（図8B）。左右いずれかの脚が障害されている場合，刺激伝導系として連続している脚にのみ電気的興奮が伝導し，その後に心筋を介して電気的興奮が伝導します。心筋は刺激伝導系より伝導効率が悪いため，より長い伝導時間を要することとなり，QRSの幅が広くなります（持続時間の延長）。
- QRSの振幅が低い（低電位）場合は，①左室の起電力が弱い，②心臓と胸壁が離れている，あるいは③心臓と胸壁の間に電気が流れにくい状況が存在することを示します。
- 重度の左室心筋不全では左室の起電力が弱くなり低電位となることもあり，気胸や胸水貯留，心膜液の貯留，肥満などでは電気的興奮の電極への到達が阻害されることによって低電位となります。

4. T波

- T波は心室の再分極を表します。
- 心室は心房と比較して心筋が厚いため起電力が大きく，脱分極から再分極する過程が心電図上で記録されます。
- T波は様々な形状を示し，陰性T波，尖鋭T波（テント状T波），平坦（平低）T波などが認められます（図9）。

5. ST部分

- ST部分は心室での脱分極から再分極への移行する時間帯をいいます。
- 正常であればQRSの終わりからT波の始まりまでの間でやや平坦となり基線

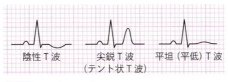

図9　T波の異常

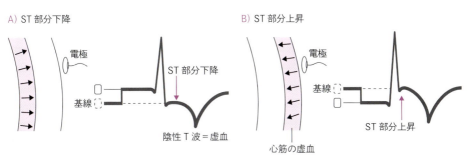

図10　ST部分の異常

虚血部位と電極との間に正常心筋があればST部分は下降し（A），電極の直下に虚血があればST部分は上昇する（B）。動物では心筋の虚血があるとST部分は下降し，心筋が壊死している場合にはST部分は上昇することが報告されている

と一致しますが，虚血によって変化が起こる部分です。

ST部分の異常

- ST部分が下降している場合，心内膜下の虚血が疑われます。心内膜下の虚血が起きると心内膜側から障害電流が生じて基線は上方向に移動しますが，心筋が脱分極した場合には不応期が生じることで障害電流が発生しないため，見かけ上のST部分は下降します。
- ST部分が上昇している場合，心外膜側の虚血が疑われます。冠動脈の血流が停止した場合や心膜炎などの場合には障害電流が心内膜方面に発生するため基線が下方向に移動し，見かけ上のST部分は上昇します（図10）。

6．R-R間隔

- R波から次のR波までの時間をいいます。
- 心拍の一定性をみることができ，延長していれば徐脈，逆に短縮していれば頻拍と診断します。
- 心拍数変動の解析により，自律神経機能を評価することもあります。

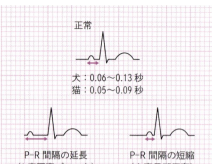

図 11　P-R 間隔の異常
正常よりも P-R 間隔が延長している場合には 1 度房室ブロックと診断され，逆に短縮している場合には心室早期興奮と診断される

7. P-R（P-Q）間隔

- P 波の始まりから R（Q）波の始まりまでの時間をいいます。つまり，洞結節から His 束までの伝導時間を表しますが，そのなかでも特に房室結節内の伝導時間を反映します。
- P-R 間隔が延長していれば 1 度房室ブロック，逆に短縮していれば心室早期興奮と診断します（図 11）。

8. Q-T 間隔

- Q 波の始まりから T 波の終わりまでの時間をいい，心室興奮の始まりから興奮が消退するまでの再分極する時間を示しています。
- Q-T 間隔は心拍数により変動するため，下記の計算式を用いた補正（QTcorrected：QTc）が必要となります。
  犬：$QTc = QT \cdot \log(600)/\log(RR)$ または $QTc = QT/\sqrt[3]{RR}$
  猫：$QTc = QT/\sqrt{RR}$
- Q-T 間隔が延長している場合，抗不整脈薬によるものや低カリウム血症，低カルシウム血症，先天性のイオンチャネルの異常（Q-T 延長症候群，第 4 章 7-6 参照）などが原因となります。
- Q-T 間隔が短縮している場合，ジギタリス中毒，高カリウム血症，高カルシウム血症，発熱，心筋虚血，先天性のイオンチャネルの異常（Q-T 短縮症候群）などが原因となります。

5 アーチファクト

- 心電図では検査の手順，測定環境，動物の体動や震えなどの機械的・手技的要因，あるいは生理学的要因により，心電図の波形が歪んでしまうことがあり，これをアーチファクトといいます。

1. 体動，震えによる筋電図の混入，交流電流の混入（ノイズ）

- 動物が動いてしまう，または震えることで不規則なギザギザした波が連続して現れるアーチファクトが認められることがあります（図1）。
- 猫では記録中に喉をゴロゴロ鳴らすことでも同様の現象が認められます。

【対処方法】
- 体動を避けるため電極を体幹から離したところに装着する，心電図の感度を低く設定する，あるいは電極をアルコールでしっかりと湿らせるなどで対処します。
- 場合によっては鎮静剤の使用も考慮するとよいでしょう。
- 交流電流の混入により基線が乱れる場合もありますので，アースをしっかりと接続する，あるいは交流電流を発する医療機器がある場合には電源を落とすか，機器から離れて記録するとよいでしょう。

2. 基線のぶれ（ドリフト）

- 電極と動物の皮膚との間の抵抗が変化すると基線が上下に動揺します（図2）。
- 呼吸による胸壁の動きが最も多い原因です。

【対処方法】
- 体動によるアーチファクトを避けるため，電極を体幹から離したところに装着します。

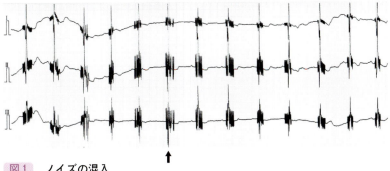

図1　ノイズの混入
アースの接続が不十分であったために，心電図上にノイズ（黒矢印）の混入が認められる

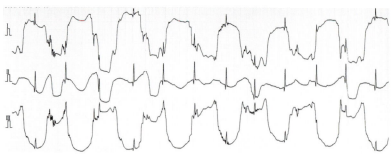

図2 基線のぶれ（ドリフト）
呼吸によるドリフトが認められる

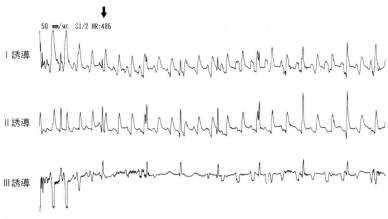

図3 ダブルカウント
実際の心拍数は150拍/分であるが，自動診断計の心拍数は486拍/分となっている（黒矢印）。これはT波を間違えて心拍数として数えてしまっているためである

- パンティングが激しい場合には3〜4秒間口を閉じさせます（臨床状態が悪い場合には行わないこと）。

3. ダブルカウント

- 本来の心電図波形であるにも関わらず，例えば，R波とT波が同じ程度の高さである場合に，モニター装置の心拍数のカウントが2倍の数を示すことがあります（図3）。この現象をダブルカウントといいます。

【対処方法】
- 心拍数の計算を自分で行う，あるいは心電図の感度を変更するとよいでしょう。
- T波の形状が高く記録されていない誘導に変更することも対処の1つです。

第4章

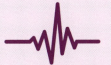

不整脈の心電図

1 不整脈の定義と分類

1. 定義

- 不整脈は正常洞調律以外の調律と定義されます。
- 正常洞調律では右房の上部に存在する洞結節から発生した電気的興奮が刺激伝導路（洞結節→心房筋（右→左），結節間伝導路，バッハマン束→房室結節→His 束→右脚・左脚→Purkinje 線維→心室筋）を伝導して，規則正しく心房筋および心室筋を興奮させています。
- 不整脈は，この洞結節から始まる電気的興奮の流れのどこかに異常が生じた結果として発生します（図）。

2. 不整脈の分類

徐脈性と頻脈性

- 不整脈は，心拍数によって徐脈性と頻脈性に分類されます（表）。
- 犬では 70 拍/分未満で徐脈，160 拍/分以上で頻拍と定義されます。
- 猫では 120 拍/分未満で徐脈，240 拍/分以上で頻拍と定義されます。

頻脈性不整脈：上室性と心室性

- 頻脈性不整脈は，さらに上室性と心室性に分類され（表），心電図上で QRS に違いが生じます。
- 通常，上室性不整脈では房室結節以降は刺激伝導系（特殊心筋）を伝わりますので，QRS の幅が正常洞調律と同じように幅が狭い（narrow，ナロー）のに対し，心室性不整脈は電気的興奮が作業心筋内を伝導するため，幅の広い（wide，ワイド）QRS を示します。
- しかしながら，上室性不整脈でも心室内変行伝導すると，右脚ブロックのように幅の広い QRS が認められることがあります（Ashman 現象）。
- 心室内変行伝導は心拍数依存性に生じる脚ブロックですが，右脚と左脚では不応期の時間に違いがあり，左脚の方が右脚よりも不応期が短いため，右脚ブロックを示すのが一般的です。

第4章 不整脈の心電図

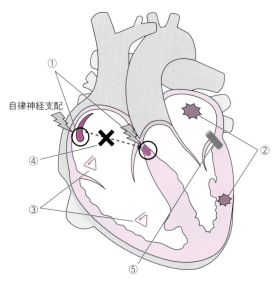

① 洞結節および房室結節由来の不整脈
② 洞結節以外の部位から異所性に電気的興奮が生じる不整脈
③ 興奮が旋回してしまう電気的興奮回路（リエントリー）によるリエントリー性不整脈
④ 洞結節から電気的興奮が生じるものの，刺激伝導系で遅延や障害される不整脈
⑤ 正常な刺激伝導系をバイパスする副伝導路が存在する不整脈

図　不整脈のタイプ

表　不整脈の分類

・上室期外収縮	⇒第4章2参照
・心室期外収縮	⇒第4章3参照
伝導障害	**⇒第4章4参照**
・脚ブロック（右脚・左脚ブロック）	⇒第4章4参照
・ヘミブロック（左脚前枝・後枝ヘミブロック）	⇒第4章4参照
洞性不整脈	**⇒第4章5参照**
・呼吸性洞性不整脈	⇒第4章5参照
・ワンダリングペースメーカ	⇒第4章5参照
徐脈性不整脈（心拍数：犬70拍/分以下，猫120拍/分以下）	**⇒第4章6参照**
・洞性徐脈	⇒第4章6-1参照
・洞停止	⇒第4章6-2参照
・房室ブロック（1〜3度）	⇒第4章6-3，6-4参照
・洞不全症候群（Ⅰ〜Ⅲ群）	⇒第4章6-5参照
・心房静止	⇒第4章6-6参照
頻脈性不整脈（心拍数：犬160拍/分以上，猫240拍/分以上）	**⇒第4章7参照**
上室性不整脈	
・洞性頻脈	⇒第4章7-1参照
・上室頻拍	⇒第4章7-2参照
・心房細動	⇒第4章7-3参照
・心房粗動	⇒第4章7-4参照
・WPW症候群	⇒第4章7-5参照
心室性不整脈	
・心室頻拍	⇒第4章7-6参照
・心室細動	⇒第4章7-7参照

2 上室期外収縮

緊急度 ★☆☆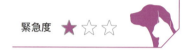

1. 上室期外収縮とは

- 上室期外収縮（Supraventricular premature contraction：SVPC）では，心房筋から異所性の興奮が早期に発生します。
- SVPC は，心房性期外収縮と房室接合部性期外収縮の 2 つに細分化されます。

2. 診断基準

- 心電図上では正常と異なる P 波（異所性 P 波：P' 波）が早期に認められます（図 A）。
- P' 波の後の QRS は幅が狭く（narrow-QRS），正常と同じ形を示します。P' 波が早期に発生すると心室内変行伝導（右脚が再分極する前に興奮が伝導する）が生じることがあり，この場合，QRS は幅が広くなります（Ashman 現象）。

3. 発生メカニズムと分類

- 心房性期外収縮は，心房筋から異所性の興奮が生じるために起こります（図 B）。一方で，房室接合部性期外収縮は，房室接合部から逆行する形で生じるものです（図 C）。
- 獣医学領域ではこの 2 つを区別する明確な基準はないとされますが，陰性 P 波を伴う SVPC の時に，房室接合部性期外収縮であると診断されることがあります。これは，房室接合部から逆行する形で興奮が伝導することで P 波が陰性になるためとされています。
- SVPC は心房拡大を起こす疾患や右房の血管肉腫，薬物（ジギタリス中毒や全身麻酔薬，利尿薬），甲状腺機能亢進症によって引き起こされることがあります。
- また，高齢猫では正常でも SVPC が認められることがあります。
- SVPC 発生時の P' 波の形が同じであれば単源性で，異なる場合は多源性であり複数部位から興奮が発生していることになります。
- 心房筋で異所性部位から興奮が単発で生じた場合を SVPC，連発した場合を上室頻拍（第 4 章 7-2 参照）とよびます。

第4章 不整脈の心電図

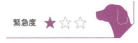

A) 上室期外収縮
チワワ，去勢雄，12歳3カ月齢，
MRステージB2（Ⅱ誘導，1 cm/1 mV，50 mm/秒）

緊急度 ★☆☆

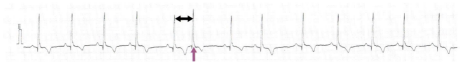

R-R間隔が狭くなっており（両端矢印），narrow-QRSが認められる（紫矢印）

B) 心房性期外収縮の興奮伝達

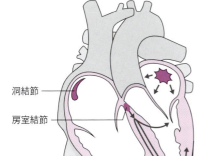

C) 房室接合部性期外収縮の興奮伝達

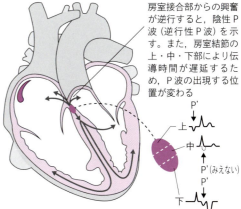

房室接合部からの興奮が逆行すると，陰性P波（逆行性P波）を示す。また，房室結節の上・中・下部により伝導時間が遅延するため，P波の出現する位置が変わる

図 上室期外収縮の心電図とメカニズム

4. 治療

- SVPC自体に対する治療は通常必要ありませんが，頻繁に臨床徴候（ふらつきや虚脱など）がある，あるいは上室頻拍の場合には基礎疾患の治療に加え，抗不整脈薬を使用します。

3 心室期外収縮

緊急度 ★☆☆ ～ ★★★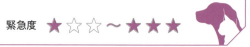

1. 心室期外収縮とは

- 心室期外収縮（Ventricular premature contraction：VPC）は心室内で異所性の興奮が早期に発生します。

2. 診断基準

- 電気的興奮が，刺激伝導系ではなく作業心筋内を伝導するため，心電図上では正常よりも幅の広い QRS（wide-QRS）が早期に認められます。
- 通常，VPC は予定された洞調律より早期に出現しますが，VPC の興奮は洞結節に影響しないため，洞調律は正常な間隔の2倍で出現します（図A，B）。
- VPC は間入性に生じることもあり，この場合は洞調律の間に VPC が入り洞調律の間隔は変化しません（図A，C）。
- 心電図上ではP波を伴わず正常とは異なる形をした QRS（異所性 QRS：QRS'）が認められます（図B）。

3. 発生メカニズムと分類

- 心房筋の興奮とは関係なく，心室筋で異常な興奮が早期に起こります（図D）。

A) ラダーグラム

― 心室期外収縮（典型例） ―
P波のない wide-QRS

― 間入性心室期外収縮 ―

心房
房室接合部
心室　　a　　b　　c　　　　　d　e

a：基本洞周期，b・d：連結期，c・e：復原周期
b＋c＝2×a（完全代償性休止期），d＋e＝a（間入性）

第 4 章 不整脈の心電図

B) 心室期外収縮（典型例）

① アメリカンショートヘア，去勢雄，8 歳齢，心拍数 188 拍 / 分
（Ⅱ誘導，1 cm/1 mV，50 mm/ 秒）

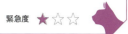

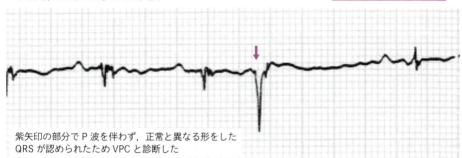

紫矢印の部分で P 波を伴わず，正常と異なる形をした
QRS が認められたため VPC と診断した

② トイ・プードル，避妊雌，8 歳齢，心拍数 120 拍 / 分
（Ⅱ誘導，1 cm/1 mV，50 mm/ 秒）

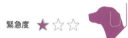

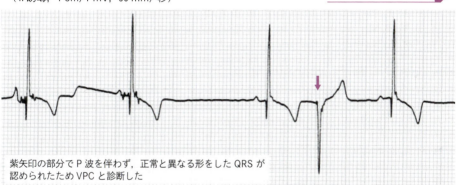

紫矢印の部分で P 波を伴わず，正常と異なる形をした QRS が
認められたため VPC と診断した

C) 間入性心室期外収縮

アメリカン・コッカー・スパニエル，去勢雄，12 歳 7 カ月齢
（Ⅱ，Ⅲ誘導，1 cm/1 mV，50 mm/ 秒）

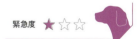

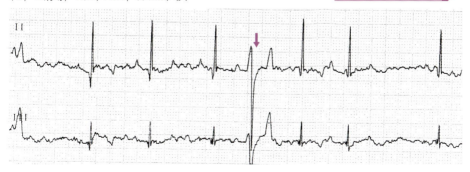

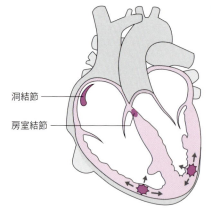

D) 心室期外収縮の興奮伝達

洞結節
房室結節

表	Lown 分類のグレードシステム

グレード	診断基準
0	VPC なし
1	＜30 個／時間
2	＞30 個／時間
3	1 つの形状異常を呈する VPC（多形性）
4A	2 つ連続する VPC
4B	3 つ以上の連続する VPC（心室頻拍：VT）
5	R on T 現象

- VPC の原因はたくさんあり，大別すると心臓に原発するもの（原発性），何らかの基礎疾患に続発するもの（続発性），薬物によるものなどがあります。
- 原発性には器質的心異常や心臓腫瘍，外傷性心筋炎などがあります。
- 続発性には交感神経の緊張や低酸素血症，胃拡張・捻転症候群などがあります。
- VPC を発生させるおそれのある薬物には，ジゴキシン，エピネフリン，麻酔薬（チオペンタール）などがあります。
- VPC 発生時の異所性 QRS の形が同じであれば 1 カ所から興奮が生じる単源性で，異なる場合は複数部位から興奮が生じる多源性（図 E，緊急度★★★）です。
- 正常波と VPC が交互に出現する場合は 2 段脈，正常波と VPC の頻度が 2：1 であるものを 3 段脈といいます。
- VPC が T 波上（受攻期）に出現した場合は R on T 現象（図 F，緊急度★★★）とよばれ，心室細動に移行する危険性が高く，速やかな治療が要求されます。

副収縮

- VPC が正常洞調律とは無関係に独立して発生する場合を副収縮といいます（図 G，緊急度★☆☆）。
- 副収縮は心室に異所性刺激巣が存在しており，その異所性刺激巣の周囲が正常洞調律の脱分極の影響を受けず，異所性刺激を外に伝導して心室を脱分極させるため，正常洞調律とは異なる調律で発生します。

Lown 分類（ローン）

- Lown 分類は，Lown 氏が人における急性心筋梗塞の心室性不整脈を重症度で評価し，分類したものです（表）。本分類は 1 時間あたりの突然死リスクが高くなるというものです。犬と猫では抗不整脈薬による治療を開始する理由として用いられています。
- しかし，急性心筋梗塞以外の心疾患において，突然死リスクとの関連は明らか

E) 多源性心室期外収縮
ブルドッグ，去勢雄，10歳9カ月齢（II誘導，1 cm/1 mV，50 mm/秒）
基礎疾患として拡張型心筋症とケモデクトーマをもつ

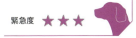
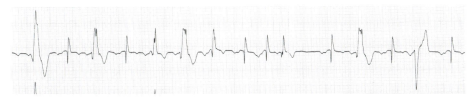

F) R on T 現象
雑種猫，去勢雄，13歳5カ月齢（II誘導，1 cm/1 mV，50 mm/秒）

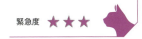
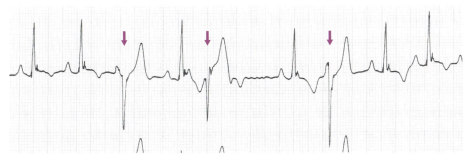

G) 副収縮
ミニチュア・シュナウザー，雄，10カ月齢（II誘導，1 cm/1 mV，25 mm/秒）

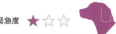
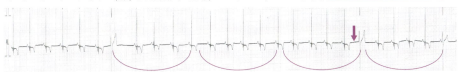

VPCと異なり連結期が一定ではなく（紫矢印），ペースメーカのように一定の周期で整数倍にVPCが生じる

図　心室期外収縮の心電図とメカニズム

ではありません。これは犬と猫でも同様に考えられており，心疾患がなければ，VPCの突然死を予想するものではないことに留意する必要があります。

4. 治療

- 心疾患以外に起因するVPCは，基礎疾患が治癒することで消失することが多いので，不整脈自体に対する治療が必要となることはあまりありません。
- しかしながら，ふらつきや虚脱などの臨床徴候がある場合やVPCの出現頻度が多い，多源性あるいはR on T 現象がある症例に対しては，抗不整脈薬を用いて積極的に治療します。

4 脚ブロック／ヘミブロック（伝導障害）

緊急度 ★☆☆

1. 脚ブロックとは

- 脚ブロックは右脚ブロック（Right ventricular bundle branch block：RBBB）と左脚ブロック（Left ventricular bundle branch block：LBBB）に大別されます（図A，B）。
- 左脚は前枝と後枝に分かれており，障害される部位によって左脚前枝ヘミブロック（Left anterior hemiblock：LAH），左脚後枝ヘミブロック（Left posterior hemiblock：LPH）に細分されます（図B）。
- 左脚，右脚ともに障害された場合は，3度（完全）房室ブロックとなります（第4章6-4参照）。

2. 右脚ブロック

- RBBBは図Aに示したように右脚が障害されているため，房室結節からの刺激が左脚だけに伝導し，左室を興奮させた後に，その刺激が右室に伝導するため左室の興奮は遅れて発生します。そのためQRSは幅広い形状を示します（図C）。
- 心電図の特徴は表に示す通りです。

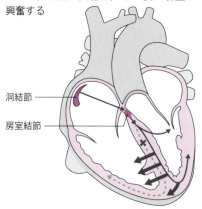

A）右脚ブロックの興奮伝達
右脚の伝導が障害された状態。左脚を通って，左室が興奮し，その後に右室が興奮する

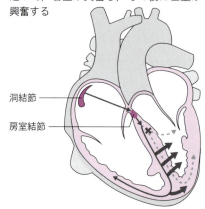

B）左脚ブロックの興奮伝達
左脚の伝導が障害された状態。右脚を通って，右室が興奮し，その後に左室が興奮する

第4章 不整脈の心電図

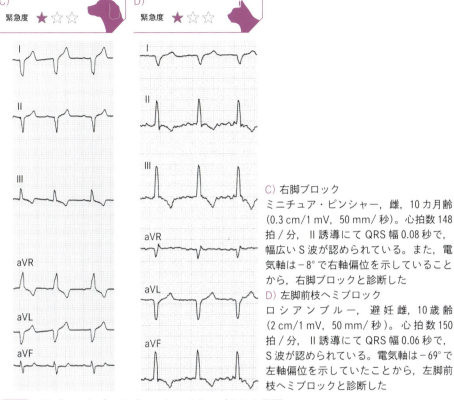

C) 右脚ブロック
ミニチュア・ピンシャー，雌，10カ月齢（0.3 cm/1 mV，50 mm/秒）。心拍数148拍/分，II誘導にてQRS幅0.08秒で，幅広いS波が認められている。また，電気軸は−8°で右軸偏位を示していることから，右脚ブロックと診断した

D) 左脚前枝ヘミブロック
ロシアンブルー，避妊雌，10歳齢（2 cm/1 mV，50 mm/秒）。心拍数150拍/分，II誘導にてQRS幅0.06秒で，S波が認められている。電気軸は−69°で左軸偏位を示していたことから，左脚前枝ヘミブロックと診断した

図 脚ブロック／ヘミブロックのメカニズムと心電図

表 脚ブロック／ヘミブロックの診断基準

	左脚ブロック	左脚前枝ヘミブロック	右脚ブロック
QRS幅	延長 犬：0.08秒以上 　（トイ種 0.07秒以上） 猫：0.06秒以上	犬：正常 猫：0.04〜0.06秒	延長 犬：0.08秒以上 　（トイ種 0.07秒以上） 猫：0.06秒以上
QRS形状	幅広い陽性波 （I，II，III，aVF，CV_6LL，CV_6LU） QRS陰性波 （aVR，aVL，CV_5RL）	低いq波， 高いR波 （I，aVL）	QRS陽性波 （aVR，aVL：犬のみ，CV_5RL）
その他		高いS波 （II，III，aVF）	幅広いS波 （I，II，III，aVF，CV_6LL，CV_6LU）
電気軸		左軸偏位	右軸偏位

🔲 右脚ブロックの原因

- RBBB は正常な犬と猫でも認められますが，先天性心疾患や心臓腫瘍などでも発生します。
- また，猫では肥大型心筋症や拡張型心筋症，拘束型心筋症などの心筋症や高カリウム血症でも認められます。

🔲 右脚ブロックの治療

- 通常，RBBB 単独では血行動態に異常は来さないため，基礎疾患があればその治療を行います。

3. 左脚ブロック

- LBBB は図 B に示したように左脚が障害されているため，房室結節からの刺激が右脚だけに伝導し，右室を興奮させ，その刺激が左室に伝導するため左室の興奮は遅れて発生します。そのため QRS は幅広い形状をしています。
- 心電図の特徴は表に示す通りです。

🔲 左脚ブロックの原因

- LBBB を起こす原因として，心筋虚血や拡張型心筋症，肥大型心筋症あるいは大動脈弁下部狭窄症などが挙げられます。

🔲 左脚ブロックの治療

- 通常，LBBB 単独では血行動態に異常は来さないため，基礎疾患があればその治療を行います。

4. ヘミブロック

- ヘミブロックは，左脚前枝で伝導障害が起きる場合を LAH，後枝で起きる場合を LPH と称します。
- 人では後枝は前枝よりも短く太いうえに，前枝のような血流の激しい流出路に位置しているわけではないため，ヘミブロックの発生は少ないとされています。これは犬と猫でも同様であると考えられ，LPH はまれです。
- LAH は後枝が正常であるため，左室の脱分極がわずかに延長します。しかしながら，犬と猫の LAH では QRS の持続時間に差があります。犬の QRS の持続時間は正常ですが，猫は幅広い形状を示します（図 D）。

ヘミブロックの原因

- LAH は，肥大型心筋症や大動脈弁狭窄症（弁下狭窄症を含む）といった左室肥大を起こす心疾患で認められます。
- 特に，猫の肥大型心筋症では多く認められ，また高カリウム血症でも発生します。

ヘミブロックの治療

- 通常，ヘミブロック単独では血行動態に異常を来さないため，基礎疾患があればその治療を行います。

5 洞性不整脈

緊急度 ★☆☆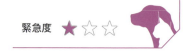

1. 洞性不整脈とは

- 洞性不整脈は洞結節からの興奮が一定ではない洞調律です。
- 洞性不整脈は通常，呼吸に関連し，心拍数が速くなったり，遅くなったりする状態が交互に発生します（呼吸性洞性不整脈）。心拍数は吸気で速くなり，呼気で遅くなります。
- 洞性不整脈の1つに，ワンダリングペースメーカがあります。これは洞結節内や洞結節から房室結節の間でペースメーカが移動するために生じます。

2. 診断基準と分類

- 呼吸性洞性不整脈では，連続するP-P間隔に犬で0.12秒以上の変化，猫で0.10秒以上の変化が認められます。また，犬ではR-R間隔に10％以上の変化が認められます。その他に異常は認められず，正常洞調律の定義に当てはまります（図A）。
- ワンダリングペースメーカではペースメーカの移動によって生じるため，P波の形状は陽性や二相性，陰性を示します。ただし，QRSは洞調律と変わりません（図B）。

3. 発生メカニズム

- 洞結節あるいは房室結節が自律神経の支配を受けて起こります（図C）。
- ワンダリングペースメーカを含め，洞性不整脈は犬では正常でも認められます。
- 上部気道閉塞により迷走神経緊張が増大している場合でも認められます。
- アトロピン投与によって，呼吸性洞性不整脈が消失した場合，迷走神経性であると考えられます。
- 猫でも迷走神経が緊張する疾患で認められることがあります。
- ジギタリス中毒でも発生します。

4. 治療

- 洞性不整脈への治療は必要なく，基礎疾患があればその治療をします。
- ワンダリングペースメーカも治療の必要はありません。

A) 呼吸性洞性不整脈
柴，雌，13歳齢（Ⅱ誘導，1 cm/1 mV，50 mm/秒）

緊急度 ★☆☆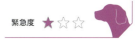

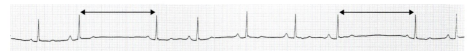

両端矢印の部分で心拍数が遅くなっているが，この時の症例は呼気であった

B) ワンダリングペースメーカ
甲斐，去勢雄，4歳齢（Ⅱ誘導，1 cm/1mV，50 mm/秒）

緊急度 ★☆☆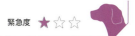

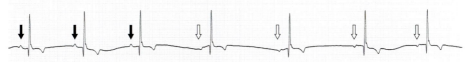

黒矢印部分のP波は陽性であるが，白矢印部分では陰性である

C) 洞性不整脈の興奮伝達

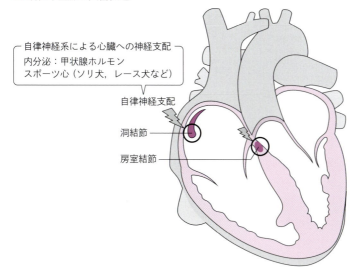

図　洞性不整脈の心電図とメカニズム

6 徐脈性不整脈

- 徐脈性不整脈には，洞結節の機能不全，洞不全症候群ならびに房室ブロックがあります。これらは洞結節または房室接合部の伝導障害で生じます。
- 伝導障害の発生には刺激生成能の低下，伝導遅延ならびに伝導途絶の3つがあります。
- 洞結節の機能不全，洞不全症候群の原因には，自律神経機能の異常や洞結節での刺激生成能の低下，または洞房伝導の途絶があります。
- 房室ブロックの原因には，房室結節または His 束の伝導遅延または途絶があります。房室ブロックには徐々に進行することが多く，発作性に出現することもあります。
- 房室結節は自律神経の影響を受けやすく，迷走神経緊張では伝導遅延が生じます。
- 重度の徐脈性不整脈では補充調律が出現し，最も重度の場合，補充調律が起きずに，心停止が起きます。
- 徐脈性不整脈に使用する薬剤は表の通りです。

補充調律

- 洞結節を含む刺激伝導系は，独自に電気刺激を出すペースメーカとしての役割を担っていますが，様々な理由で洞結節からの電気刺激が発生しない，または房室結節に伝導できないことがあります。
- この際に，洞結節以外の自動能をもつ組織がペースメーカとしての役割を代替します。この洞結節以外の調律が3拍以上連続してみられる場合は補充調律とよばれます。

表　徐脈性不整脈に使用する薬剤

分類	薬剤名	種類	投与量	投与回数	投与経路
抗コリン作用薬	アトロピン	犬，猫	0.04 mg/kg	必要に応じて	SC, IV
抗コリン作用薬・止瀉薬	プロパンテリン	犬 猫	7.5〜30 mg/head 7.5 mg/head	8〜12時間ごと	PO
β作動薬	イソプロテレノール	犬，猫	0.04〜0.08 μg/kg/分	−	CRI
気管支拡張薬・抗不整脈薬	テルブタリン	犬 猫	0.2 mg/kg 0.625 mg/head	8〜12時間ごと	PO
抗血小板剤	シロスタゾール	犬，猫	5〜10 mg/kg	12時間ごと	PO

SC：皮下注射，IV：静脈内投与，PO：経口投与，CRI：持続静脈内投与

- この補充調律は洞調律よりも心拍数が少なく，P 波と関連がない QRS として認められます。
- なお，洞結節以外の調律が 1，2 拍の場合は，補充収縮とよばれます。

接合部調律

- 房室接合部と Purkinje 線維からの刺激の頻度と発生部位が異なっているため，その違いが心電図上の QRS の形状の違いになってきます。
- 房室接合部からの心拍数は Purkinje 線維よりも発生頻度は多く，また刺激伝導路の上位に存在するため，犬と猫ともに 40〜60 拍 / 分の頻度で発生し，QRS は正常に近い形状をしています。この調律を接合部調律といいます。

心室調律

- Purkinje 線維からの心拍数は，犬と猫ともに 30 拍 / 分以下の頻度で発生し，QRS の形状は正常よりも幅広くなっています。この調律を心室調律といいます。

6-1 洞性徐脈

緊急度 ★☆☆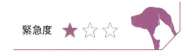

1. 洞性徐脈とは
- 洞性徐脈は洞結節からの正常な興奮が遅く発生するために起きます。

2. 診断基準
- 犬で70拍/分以下，猫で120拍/分以下と定義されています。
- 調律は通常の洞調律です（図）。

3. 発生メカニズム
- 洞性徐脈は何らかの原因で，洞結節の自動能が低下することによって起こります。
- 発生原因には迷走神経の過剰な緊張，洞不全症候群，低体温，甲状腺機能低下症の他に，麻酔薬やβ遮断薬などの薬物によっても生じます。
- また，内分泌（甲状腺ホルモン）やスポーツ心（ソリ犬，レース犬など）も洞性徐脈の原因となります。

4. 治療
- 洞性徐脈により心拍出量が低下し，活動性の低下や失神がある場合には治療が必要となりますが，それらが認められない場合は必要ありません。
- 治療する場合は徐脈の原因への治療が必要です。
- 徐脈自体への治療薬として，心拍数を増加させる目的で，シロスタゾール，抗コリン作用薬あるいはβ作動薬が使用されます。

ラブラドール・レトリーバー，避妊雌，4歳齢
（II誘導，1 cm/1 mV，50 mm/秒）

緊急度 ★☆☆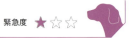

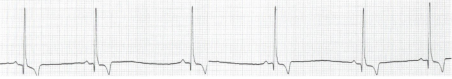

P波とQRSは関連しているが，心拍数は60拍/分のため洞性徐脈と診断した

図　洞性徐脈の心電図

6-2 洞停止

緊急度 ★★☆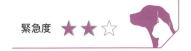

1. 洞停止とは

- 洞停止は洞結節の活動が短時間停止したために生じます。

2. 診断基準

- 洞停止は，正常な洞調律中に正常な R-R 間隔 2 つ分以上の休止期があるものと定義されます（図 A）。
- その他の心電図上の異常は，通常認められません。
- 洞停止の時間が長い場合，補充収縮が認められることがあります。

3. 発生メカニズム

- 洞結節の自動能が一時的に停止することで起こります（図 B）。
- 洞停止の原因として，洞結節の機能不全や迷走神経緊張が挙げられます。
- 洞結節の機能不全は洞結節疾患の最終段階で認められ，特に虚脱や失神などの臨床徴候がある場合を洞不全症候群とよびます。
- 迷走神経緊張は，眼圧や脳圧の上昇，胸部または腹部の腫瘍や頸部腫瘍（頸動脈小体腫瘍や甲状腺癌），慢性呼吸器疾患によって生じることがありますが，原因が不明な場合もあります。

A) 洞停止
チワワ，雌，6 歳齢，心拍数は最小で 56 拍 / 分，最大で 150 拍 / 分
（Ⅱ誘導，1 cm/1 mV，50 mm/ 秒）

緊急度 ★★☆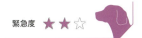

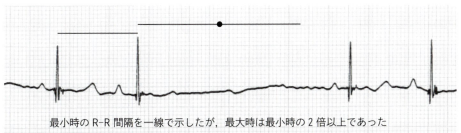

最小時の R-R 間隔を一線で示したが，最大時は最小時の 2 倍以上であった

B）洞停止および洞房ブロックの興奮伝達

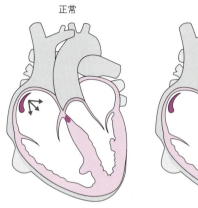
正常　　　　洞停止

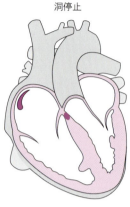

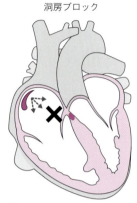
洞房ブロック

洞結節は興奮を繰り返しているため，休止期は洞調律の同期と等倍を示す

図　洞停止の心電図および洞停止，洞房ブロックのメカニズム

4．治療

- 活動性低下や失神などの臨症徴候がない場合は洞停止への治療は必要なく，基礎疾患への治療を行います。
- 臨床徴候が認められる場合はシロスタゾール，抗コリン作用薬あるいはβ作動薬の投与かペースメーカ植込み術が適応となります。

5．洞房ブロックとの違い

- 洞房ブロックは，洞結節を取り巻く組織が心房筋や心室筋に脱分極を伝導できないために起きます（図B）。
- 洞房ブロックは洞調律の後に休止期が生じ，前後の心拍の間隔が正常P-P間隔の整数倍である時に診断します。
- 治療は洞停止と同様です。

6-3 房室ブロック①

緊急度 ★☆☆〜★★★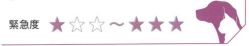

1. 房室ブロックとは

- 房室ブロック (Atrioventricular block：AV block) は，房室結節や His 束において上室性インパルスの伝導が障害され，徐脈を呈する疾患です。徐脈が重度の場合は，Adams-Stokes 症候群*（失神など）を起こします。
- 重症度により 1 度から 3 度に分けられ，危険性が高いのは 2 度に分類される Mobitz Ⅱ型以上の房室ブロックです。

2. 診断基準と分類

- 1 度房室ブロックは，単に P-R 間隔が延長したものです。P 波と QRS は常に 1：1 に対応します（図 A）。
- 2 度房室ブロックは，正常洞調律において QRS がときおり脱落するものです。Wenckebach 型，Mobitz Ⅱ型，2：1 型，高度房室ブロックがあります。
- Wenckebach 型（別名：Mobitz Ⅰ型）は P-R 間隔の漸次延長後に QRS が脱落するもので（図 B），Mobitz Ⅱ型は P-R 間隔の延長なしに QRS が突然脱落するものです（図 C）。
- 2：1 型は，心房筋から心室筋への興奮が連続しないため，QRS が脱落した P 波のみの波形が正常洞調律と交互に出現します。
- 高度房室ブロックは 3：1 以上の伝導比を示し，正常洞調律の波形 1 つに対して QRS が脱落した波形が 2 つ以上出現します（図 D）。時に，後述する 3 度房室ブロックが伝導する場合も含まれます（第 4 章 6-4 参照）。

＊頻拍による失神も同じ名称である。

A) 1度房室ブロック
シェットランド・シープドッグ，避妊雌，11歳齢
（II誘導，1 cm/1 mV，50 mm/秒）

緊急度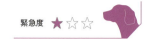

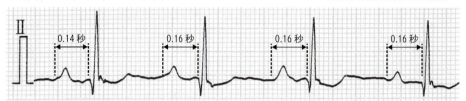

P波とQRSの形状は正常だが，P-R間隔が延長している（両端矢印）

B) 2度房室ブロック（Wenckebach型）
ペキニーズ，雌，8歳齢（II誘導，1 cm/1 mV，50 mm/秒）

緊急度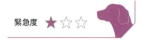

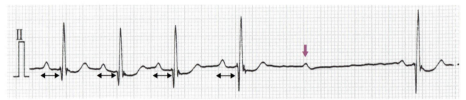

P-R間隔が徐々に延長し（両端矢印），ついにQRSを伴わないP波が出現する（紫矢印）

C) 2度房室ブロック（Mobitz II型）
ボストン・テリア，雄，7歳齢（II誘導，1 cm/1 mV，50 mm/秒）

緊急度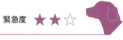

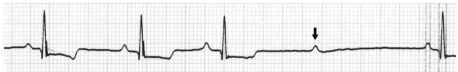

P-R間隔は一定だが，P波に続くQRSが突然脱落している（黒矢印）

D) 2度房室ブロック（高度房室ブロック）
ミニチュア・ダックスフンド，避妊雌，12歳齢
（II誘導，1 cm/1 mV，50 mm/秒）

緊急度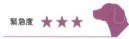

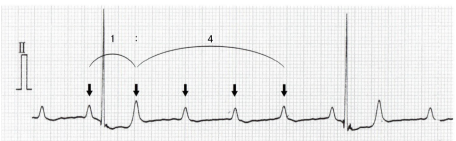

P-R間隔は一定だが，P波に続くQRSが2つ以上連続して突然脱落している（黒矢印）

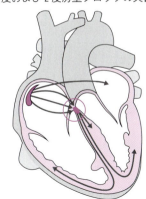

E) 1度および2度房室ブロックの興奮伝達

> **図** 1度および2度房室ブロックの心電図とメカニズム

3. 発生メカニズム

- 図 E の○は障害部位を示します。房室接合部（房室結節と His 束）の伝導遅延または伝導遮断で生じます。
- 発生原因としては，生理的（若齢犬に多い），迷走神経緊張，先天的なヒス束の狭窄（特にパグ），低用量のアトロピン投与，ジギタリス中毒などが挙げられます。

4. 1度および2度房室ブロックの治療

- 1度房室ブロックおよび2度房室ブロック（Wenckebach 型）では，通常治療の必要はありません。
- 2度房室ブロックに幅の広い QRS が伴う場合，発作性房室ブロックを起こしたり，高度房室ブロックでは徐脈による発作を起こしたりする可能性があるため，アトロピンやイソプロテレノール，シロスタゾール，ペースメーカ植込み術による治療が必要になることがあります。

6-4 房室ブロック②

緊急度 ★★★ 緊急度 ★★☆

1. 3度（完全）房室ブロック，発作性房室ブロックとは

- 3度（完全）房室ブロックは，P波とQRSが完全に房室解離したものです。
- 房室解離とは，心房と心室が異なったペースメーカにより支配されている状態であり，心房は洞結節，心室は房室接合部の支配を受ける場合が多いです。
- 正常洞調律から房室伝導が突然消失し，P波のみが6秒以上に及ぶものを発作性房室ブロックとよびます。

2. 診断基準と分類

- 3度房室ブロックの場合，心室調律（QRS）により心拍が補われ（補充調律），一定の心拍数を保つことができます（図A，B）。心室調律はR-R間隔は一定ですが，QRSの幅が広く，P-P間隔よりも長くなるのが特徴です。
- 発作性房室ブロックの場合は，QRSに関連したP波の存在とQRSに関連しないP波により突然P-R（P-Q）間隔が中断されることで，長期にわたる心室活動の休止をもたらします（図C）。

3. 発生メカニズム

- 3度房室ブロック，発作性房室ブロックともに発生原因として，刺激伝導系の線維化，心筋症，先天的なヒス束の狭窄（特にパグ），感染性心内膜炎などが挙げられます。

3度房室ブロック

- 2パターンの発生メカニズムが存在します。房室結節の上位で伝導障害が存在する場合（障害部位：図Dの✗）と，房室結節の下位に伝導障害が存在する場合です（障害部位：図Dの✗）。前者の場合は，房室接合部由来の補充調律が認められます（接合部調律）。後者の場合は，Purkinje線維由来の補充調律が認められます（心室調律）。

発作性房室ブロック

- 刺激伝導系の器質的異常，または機能的異常を伴う場合の2つに分類できるといわれています。
- 発作性房室ブロックは通常1：1の房室伝導を認めるため，発作時の心電図が

第 4 章　不整脈の心電図

A) 3 度房室ブロック
雑種猫，去勢雄，15 歳齢（II 誘導，1 cm/1 mV，50 mm/ 秒）

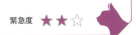
緊急度 ★★☆

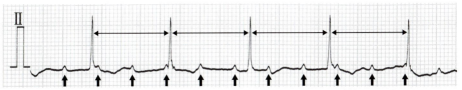

P 波と QRS はそれぞれ一定の間隔で出現しているが，両者の間に関連性は認められない

B) 3 度房室ブロック
雑種猫，去勢雄，17 歳齢（II 誘導，2 cm/1 mV，50 mm/ 秒）

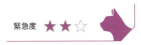
緊急度 ★★☆

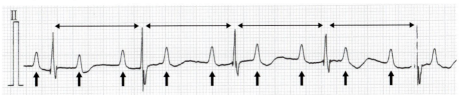

C) 発作性房室ブロック
トイ・プードル，去勢雄，10 歳齢（II 誘導，1 cm/1 mV，50 mm/ 秒）

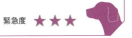
緊急度 ★★★

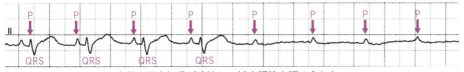

突然に房室伝導が途絶し，補充調律も認められない

D) 3 度房室ブロックの興奮伝達

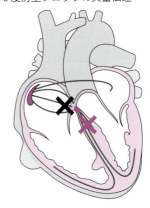

図　3 度房室ブロックおよび発作性房室ブロックの心電図とメカニズム

記録できず，診断が困難なことが多い不整脈です．

4. 治療

- 犬は猫よりも突然死のリスクが高いため，直ちにペースメーカ植込み術の治療が必要です．
- 猫では補充調律が犬よりも速く，持続性であることから，特別な治療を必要とせず通常の生活の質（QOL）を保てることもあります．

6-5 洞不全症候群

緊急度

1. 洞不全症候群とは

- 洞不全症候群（Sick sinus syndrome：SSS）は，洞結節や自律神経の機能不全で高度の徐脈を呈し，Adams-Stokes 症候群（徐脈や頻拍によるふらつき，失神）を来すものです。

2. 診断基準と分類

- 重症度によってⅠ群からⅢ群に分けられ，この分類は治療法を選択するうえでも参考になります（表）。
- 単純な洞性徐脈（図 A）は，自発放電頻度（洞結節の伝導頻度）が正常よりも少ないものです（第 4 章 6-1 参照）。

表 Rubenstein 分類

Ⅰ群	単純な洞性徐脈
Ⅱ群	洞停止または洞房ブロック
Ⅲ群	徐脈頻脈症候群

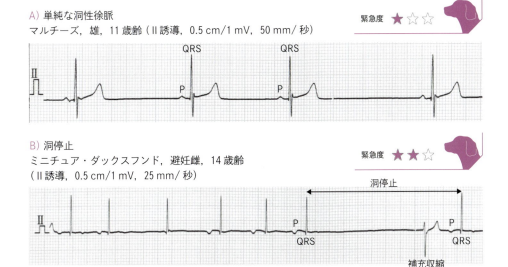

A）単純な洞性徐脈
マルチーズ，雄，11 歳齢（Ⅱ誘導，0.5 cm/1 mV，50 mm/秒）

B）洞停止
ミニチュア・ダックスフンド，避妊雌，14 歳齢
（Ⅱ誘導，0.5 cm/1 mV，25 mm/秒）

C) 徐脈頻脈症候群
ウエスト・ハイランド・ホワイト・テリア，去勢雄，11歳齢
（Ⅱ誘導，1 cm/1 mV，25 mm/秒）

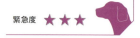

緊急度 ★★★

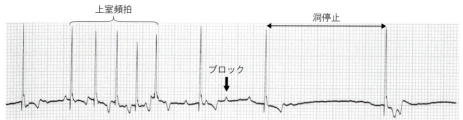

- 洞停止または洞房ブロック（図B）は，正常洞調律においてP波が突然消失することで，2秒以上のR-R間隔の延長を来すものと定義されています。臨床的に問題となるのは3秒以上の場合です（第4章6-2参照）。
- 洞停止は何ら規則性がなくP波が消失するものであり，洞房ブロックは規則正しいP波の出現周期において，P波が突然に1心拍分脱落するものです。脱落した時の前後のP-P間隔は正常に伝導している時の整数倍になります。
- 徐脈頻脈症候群（図C）は洞不全症候群に加え，上室性不整脈（上室頻拍，心房細動，心房粗動など）が認められる場合をいいます。
- 臨床徴候は認められないことが多いですが，ふらつきや失神といった臨床徴候がみられる可能性があります。

洞機能不全（Sinus node dysfunction）

- 洞機能不全（Sinus node dysfunction）は，発作はないものの洞結節や自律神経の機能不全により，洞性徐脈や洞停止が認められる状態です。
- 高齢や甲状腺機能低下症が洞機能不全の原因になる可能性があります。しかしながら，通常は原因を特定することは困難であり，原因不明の場合は洞不全症候群に分類されます。

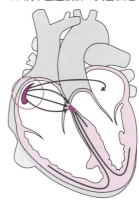

D）洞不全症候群の興奮伝達

図　洞不全症候群の心電図とメカニズム

3. 発生メカニズム

- 発生原因としては，洞房結節の線維化（ミニチュア・シュナウザーの雌で好発）や，自律神経支配の異常などが挙げられます。
- 図 D の○は障害部位を示します。洞結節の自動能が低下することで生じ，頻拍が続いた後に自動能の低下がより顕著に現れます。

4. 治療

- 臨床徴候のない単純な洞性徐脈や洞停止，洞房ブロックは，治療する必要がありません。
- 徐脈による臨床徴候があれば，ペースメーカ植込み術が適応となりますが，選択できない場合はシロスタゾールやテルブタリン，プロパンテリンの投与を行います。

6-6 心房静止

緊急度 ★★★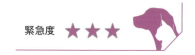

1. 心房静止とは

- 心房静止（Atrial standstill）は心房の電気的・機械的活動が低下，もしくは消失することをいい，一過性と持続性とがあります。
- P波の消失と，房室接合部より下位の規則的な補充調律を示す徐脈性不整脈です。
- 徐脈による失神（Adams-Stokes症候群）や心機能低下に伴う心不全を発症することがあります。
- 時に突然死することもあります。

2. 診断基準

- 60拍/分以下の徐脈が認められます。
- すべての誘導でP波が認められません。
- P波が進行性に消失することもあります（図1A, B）。
- 補充調律におけるQRSの多くは幅広い形状を示します（図2）。
- アトロピン試験に反応しません。
- 高カリウム血症の場合，テント状T波が認められることがあります。
- 心エコー検査などで僧帽弁もしくは三尖弁あるいは両方の流入波形（A波）が認められません。

3. 発生メカニズムと分類

- 洞結節からの心房筋を収縮させる刺激（命令）が消失しているため，心房筋は全く収縮しません（図3）。
- 下位のペースメーカによる補充調律で心臓を活動させ，心拍数は正常よりも少ないですが保持されています。
- 一過性/持続性によって発生原因は異なります（表）。
- 一過性のうち，特に高カリウム血症では心筋が脱分極できなくなるため，心房は収縮せずに（P波の消失），結節間伝導路を通過します（洞室調律）。ただし，洞結節と心房筋の脱分極も緩徐になるため，洞性徐脈や心電図上ではQRSの延長が生じます。
- 持続性は，心房筋が広範囲に破壊されることで生じますが，洞結節や結節間伝導路も破壊されることがあります。

第 4 章　不整脈の心電図

A) ペーシングスパイク（矢頭）を伴うペースメーカ心電図
チワワ，去勢雄，1 歳 3 カ月齢（II 誘導，0.5 cm/1 mV，50 mm/ 秒），
ペースメーカ植込み術済み　　　　　　　　　　　　　　　　　緊急度 ★★☆

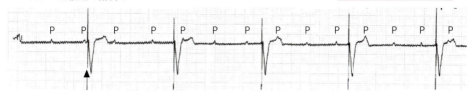

B) ペースメーカ植込み後 626 日後に P 波の消失
チワワ，去勢雄，1 歳 3 カ月齢（II 誘導，0.5 cm/1 mV，50 mm/ 秒），
ペースメーカ植込み術済み　　　　　　　　　　　　　　　　　緊急度 ★★☆

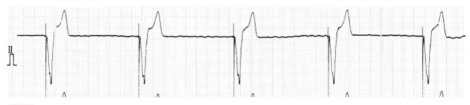

図1　**進行性の P 波の消失**

ゴールデン・レトリーバー，雌，1 歳 8 カ月齢
（II 誘導，0.5 cm/1 mV，50 mm/ 秒）　　　　　　　　　　　　　緊急度 ★★★

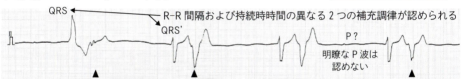

形態の異なる心室期外収縮（矢頭）が QRS と関連して認められる（心室性 2 段脈）

図2　**補充調律における幅広い QRS**

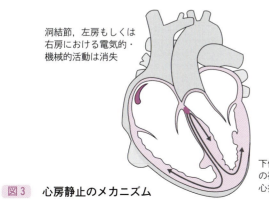

図3　**心房静止のメカニズム**

表　発生原因

一過性心房静止	持続性心房静止
ジギタリス中毒 低酸素血症 高カリウム血症 　糖尿病性ケトアシドーシス 　急性腎不全 　猫の下部尿路疾患 　犬のレプトスピラ症 　アジソン病 　再還流症候群 　腫瘍融解症候群 　カリウムの投与	**好発犬種** 　イングリッシュ・スプリンガー・スパニエル 　オールド・イングリッシュ・シープドッグ 　ラブラドール・レトリーバー 　ゴールデン・レトリーバー，など **ミオパチー** 　エメリー・ドレフュス型筋ジストロフィー 　ネマリン・ミオパチー **心筋炎（リンパ球性など）** **心房に対する持続的な容量負荷** 　僧帽弁閉鎖不全症 　肥大型心筋症，など

4. 治療

- うっ血があれば強心薬（ピモベンダン）や利尿薬（フロセミド，トラセミドなど）の投与，ACE阻害薬の使用といった心不全治療を行います。
- ペースメーカ植込み術（持続性心房静止のみ），シロスタゾールの投与などの徐脈に対する治療を行います。

7　頻脈性不整脈

- 頻脈性不整脈は，上室性不整脈または心室性不整脈に分類され，さらに持続時間により持続性（＝30秒以上）と非持続性に分かれます。
- 上室性不整脈は，洞結節，心房筋，房室接合部，冠状静脈洞，肺静脈，後大静脈，マーシャル靭帯およびマーシャル静脈といった上室構造の少なくとも1つに依存しています。
- 心室性不整脈は，心室筋，心室内の特殊伝導系，Purkinje線維，左右の流出路，大動脈および肺動脈基部を含む心室の解剖学的構造が原因で生じます。
- 上室性不整脈には，洞性頻脈，上室頻拍，心房細動，心房粗動があります（表1）。
- 心室性不整脈には，単形性心室頻拍，多形性心室頻拍，心室細動があります（表1）。
- 抗不整脈薬の分類は，Vaughan-Williams分類（表2）によって心臓に対する電気生理学的作用機序に基づき分けられており，頻脈性不整脈に使用される薬剤は表3の通りです。

表1　頻脈性不整脈の分類

上室性不整脈	心室性不整脈
・洞性頻脈 ・上室頻拍 　洞結節内リエントリー性頻拍 　心房内リエントリー性頻拍 　房室結節リエントリー性頻拍 　房室リエントリー性頻拍（WPW症候群） ・心房細動 ・心房粗動	・単形成心室頻拍 ・多形成心室頻拍 ・心室細動

表2　Vaughan-Williams分類

分類（群）	作用機序
I	Na^+チャネルを抑制：膜の安定化
IA	伝導を抑制し，活動電位持続時間を延長
IB	伝導性は変化させず，活動電位持続時間を短縮
IC	伝導性を低下させ，活動電位持続時間は変化させない
II	β遮断薬であり，交感神経刺激作用を減弱
III	活動電位持続時間および不応期を選択的に延長
IV	Ca^{++}チャネルを遮断

表3 頻脈性不整脈に使用する薬剤（投与量に関する詳細は Appendix を参照）

分類	薬剤名	種類	投与量
ⅠA	プロカインアミド	犬	[PO] 30 mg/kg, 12時間ごと [IV・CRI/IM] 2〜4 mg/kg を 2〜5分かけて投与する（最大で 20 mg/kg）。奏功した場合は 20〜50 μg/kg/分で CRI，あるいは 7〜10 mg/kg で IM を 6〜8時間ごとに行う。
ⅠB	リドカイン	犬	[IV・CRI] 2〜4 mg を 1〜2分以上かけて投与し，必要に応じて 8 mg/kg を上限に投与する。その後，25〜100 μg/kg/分で CRI を行う。
		猫	[IV・CRI] 0.25〜0.5 mg/kg をゆっくり投与し，必要に応じて 5〜20分ごとに 0.15〜0.25 mg/kg を投与する。その後，10〜20 μg/kg/分で CRI を行う。
	メキシレチン	犬	[PO] 5〜10 mg/kg, 8時間ごと
Ⅱ	アテノロール	犬	[PO] 0.25〜1.5 mg/kg, 12時間ごと
		猫	[PO] 6.25〜12.5 mg/head, 12時間ごと
	プロプラノロール	犬	[PO] 0.1〜0.2 mg/kg, 8時間ごとから開始し，必要に応じて 1.5 mg/kg, 8時間ごとを最大用量までとして漸増する。 [IV] 0.02 mg/kg を 2〜3分以上かけて投与する。
		猫	[PO] 2.5 mg/head, 8〜12時間ごとから開始し，必要に応じて 10 mg/head, 8時間ごとを最大用量までとして漸増する。 [IV] 0.02 mg/kg を 2〜3分以上かけて投与する。
	エスモロール	犬, 猫	[IV・CRI] 0.25〜0.5 mg/kg を 2〜5分かけて投与する。その後，10〜200 μg/kg/分で CRI を行う。
Ⅲ	ソタロール	犬, 猫	[PO] 1〜2 mg/kg, 12時間ごと
	アミオダロン	犬	[PO] 8〜10 mg/kg, 1日2回で1週間投与し，以降は 5〜10 mg/kg, 1日1回に減薬する。 [IV・CRI] 2 mg/kg を 10分以上かけて投与後，0.8 mg/kg/時を 6時間かけて CRI し，以降は 0.5 mg/kg/時で行う。
Ⅳ	ジルチアゼム	犬	[PO] 1 mg/kg, 8時間ごとで開始し，必要に応じて 4 mg/kg, 8時間まで漸増する。 [IV] 0.05 mg/kg を 1〜2分かけて投与する。その後，5分ごとに合計 0.75 mg/kg まで投与が可能である。
		猫	[PO] 7.5〜15 mg/head を 1日 2〜3回投与する。 [IV] 0.125〜0.25 mg/kg を 2分以上かけて投与する。その後，15分ごとに合計 0.75 mg/kg まで投与が可能である。
	ベラパミル	犬	[IV] 0.05 mg/kg を 1〜2分以上かけて投与し，効果がなければ 5〜10分ごとに最大 0.15 mg/kg まで投与が可能である。 [CRI] 2〜10 μg/kg/分で持続的に管理する。
		猫	[IV] 0.025 mg/kg を 1〜2分かけて投与し，効果がなければ 5〜10分ごとに合計 0.15 mg/kg まで投与が可能である。 [CRI] 2〜10 μg/kg/分で持続的に管理する。

PO：経口投与，IV：静脈内投与，CRI：持続静脈内投与，IM：筋肉内投与

7-1 洞性頻脈

緊急度 ★☆☆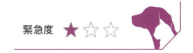

1. 洞性頻脈とは

- 正常洞調律ですが，心拍数が正常範囲よりも増加している場合に洞性頻脈（Sinus tachycardia）と定義されます。
- 洞性頻脈の場合は，臨床的に問題とならないことが多いです。
- 頻拍がみられた場合は，まず洞性頻脈なのか，それとも失神や突然死のリスクがある上室頻拍なのかを診断し，適切に処置することが大切です。

2. 診断基準

- 洞性頻脈は，犬では160拍/分以上（図A），猫で240拍/分以上（図B）の規則的な洞調律です。

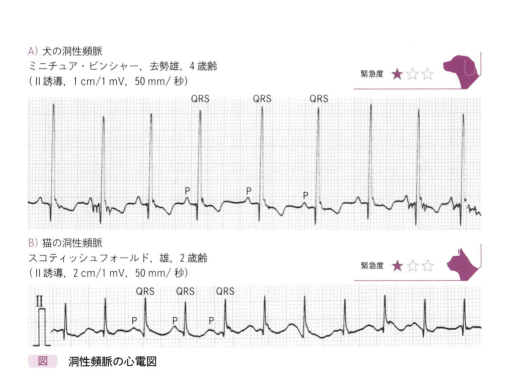

A) 犬の洞性頻脈
ミニチュア・ピンシャー，去勢雄，4歳齢
（II誘導，1 cm/1 mV，50 mm/秒）

B) 猫の洞性頻脈
スコティッシュフォールド，雄，2歳齢
（II誘導，2 cm/1 mV，50 mm/秒）

図 洞性頻脈の心電図

表　発生原因

生理的	病的
運動	発熱
興奮	甲状腺機能亢進症
不安	ショック
疼痛	貧血
保定操作	感染
	うっ血性心不全
	低酸素血症
	薬物または中毒

3. 発生メカニズム

- 発生原因は生理的および病的に分けられ，様々です（表）。

4. 治療

- 洞性頻脈に対する治療の必要はなく，原因に対する治療を行うことが適切です。

7-2 上室頻拍

緊急度 ★☆☆〜★★★

1. 上室頻拍とは

- 上室頻拍（Supraventricular tachycardia：SVT）は，心房内や房室結節と副伝導路（Kent 束）の間でリエントリーが形成される頻拍です。

2. 診断基準

- 心電図上では，正常とは異なる P 波（異所性 P 波：P' 波）が高頻度で出現します（図 A）。

3. 分類と発生メカニズム

- 上室頻拍は，リエントリーが形成された場所によって洞結節内リエントリー性頻拍，房室結節リエントリー性頻拍（図 A），心房内リエントリー性頻拍（図 B），房室リエントリー性頻拍の 4 つに分けられます。
- 発生原因としては，心筋炎，器質的異常，ジギタリス中毒，先天的疾患が挙げられます。
- 房室結節リエントリー性頻拍は，房室結節内に微小リエントリーが存在することで生じる頻拍です（図 A）。
- 房室リエントリー性頻拍は，巨大リエントリーの形成により頻拍発作を起こすことがあり（図 C ①），その他の上室頻拍は微小リエントリーの形成によって起こります（図 C ②）。
- 房室リエントリー性頻拍については，第 4 章 7-5 も併せて参照してください。

A) 房室結節リエントリー性頻拍（等頻度房室解離）
アメリカンショートヘア，雌，2 歳 9 カ月齢
（Ⅱ誘導，1cm/1mV，50mm/秒）

緊急度 ★☆☆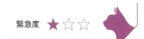

P 波が不規則に動いてみえる

4. 治療

- 上室頻拍では，心臓の拡張時間を十分に確保することが困難なため，著しい心拍出量の減少により失神や虚脱などの臨床徴候が認められることが多いです。そのため，洞調律を回復したり，心拍を遅くする目的でβ遮断薬（アテノロール），Caチャネルブロッカー（ジルチアゼム）などの内科的治療が必要となります。
- また，頻拍の原因となっている心筋内の反復性リエントリーの電気的循環を停止させる目的で，除細動を使用する場合もあります。この場合，QRSに同期させて通電を行います。

B) 心房内リエントリー性頻拍
サルーキ，雄，10歳1カ月齢（II誘導，1cm/1mV，50mm/秒）

緊急度 ★★★

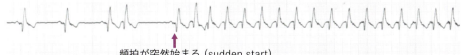

↑ 頻拍が突然始まる（sudden start）

ジルチアゼム投与後

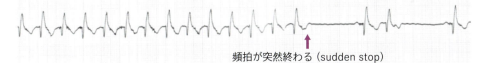

↑ 頻拍が突然終わる（sudden stop）

本症例は基礎疾患として拡張型心筋症があるため，緊急度が極めて高い

C) 上室頻拍の興奮伝達

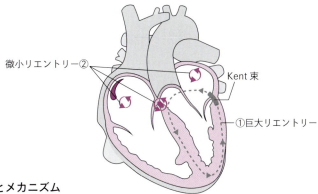

微小リエントリー②
Kent束
①巨大リエントリー

図　上室頻拍の心電図とメカニズム

7-3 心房細動

緊急度 ★★☆

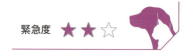

1. 心房細動とは

- 心房細動（Atrial fibrillation：Af）とは，心房内に多くの小さなリエントリーが形成され，無秩序な速い興奮を繰り返しているため，心房筋の統一的な収縮が消失している状態です。

2. 診断基準

- 心房筋の統一的な興奮が起こらないため，P 波が欠如し R-R 間隔は不規則になります（絶対不整，図 A）。また，基線は，心房筋の多数の不規則な興奮により小さく不規則な揺れ（f 波）が認められることもあります。
- 心室筋には正常な刺激伝導系を通って興奮が伝わるため，QRS は正常洞調律と同様に幅が狭いことが多いですが，心室内変行伝導により，右脚ブロックなどを伴う場合があります。

3. 発生メカニズム

- 心房起源（図 B）の異常な興奮が高頻度に他の心房筋を興奮させることにより心房細動が起こります。
- また，心房筋内に多数のリエントリー（図 B）が形成されることで，非常に速い興奮が繰り返されて心房細動が起こります。
- 心房細動は中型および大型犬において一般的であり，これはおそらく心房の表面積が大きいことが不整脈の持続に関与していると考えられています。
- 心房細動は，慢性心臓弁膜症，拡張型心筋症，心筋炎，心房中隔欠損症，僧帽弁および三尖弁形成異常ならびに大動脈および肺動脈弁狭窄症などの心房拡張を引き起こす心疾患に関連して引き起こされます。
- グレートデーン，セント・バーナード，ニューファンドランド，アイリッシュ・ウルフハウンドなどの超大型犬では，明らかな構造的および機能的心疾患がなくとも原発性（孤立性）心房細動が発生します。これは心房の支流静脈内に発生する局所性心房頻拍，および心房粗動によって引き起こされる可能性が高いと考えられています。
- 猫ではまれですが，心房細動は心筋症（肥大型，拘束型，拡張型）に続発する著明な心房拡張の存在下で発生する可能性があります。

第 4 章 不整脈の心電図

A) 心房細動
キャバリア・キング・チャールズ・スパニエル，雄，10 歳齢
（II 誘導，0.5 cm/1 mV，50 mm/秒）

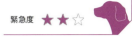
緊急度 ★★☆

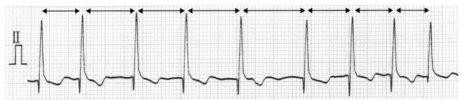

P 波が欠如しており，R-R 間隔が不規則になる（絶対不整）

B) 心房細動の興奮伝達

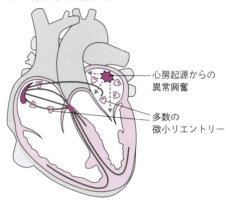

心房起源からの異常興奮

多数の微小リエントリー

図　心房細動の心電図とメカニズム

4. 治療

- Ca チャネルブロッカー（ジルチアゼム）とジゴキシンを組み合わせた治療や，β遮断薬（アテノロール）などを用い，房室結節からの伝導を遅延させて心室調律を減少させることが重要です。

7-4 心房粗動

緊急度 ★★☆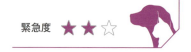

1. 心房粗動とは

- 心房粗動 (Atrial flutter：AF) とは，心房内に発生したリエントリーが頻繁な興奮を繰り返すことで生まれる不整脈です。
- 標準四肢誘導心電図 (Ⅱ，Ⅲ，aVF) において，鋸歯状波 (ノコギリ波＝F 波) が認められます (図 A)。

2. 診断基準

- P 波に代わり，ノコギリ状の持続時間の短い波形が出現します (図 A)。
- 犬ではリズム不整が認められ，断続的に発生します。
- 通常，F 波は 300〜600 拍/分の頻度で認められます。

3. 発生メカニズム

- 心房内にリエントリーが形成され，心室筋に興奮が伝導されます (図 B)。
- 房室結節はこのリエントリーからの興奮を心室筋にすべては伝えず，心房筋の興奮は 2：1，3：1，4：1 のように間引かれた伝導比で伝わります。そのため，心拍は心房筋の興奮が心室筋に伝わる比率によって規則正しかったり，不規則になったりします。
- 心房粗動は構造的に心疾患が存在しない場合でも起こる可能性もありますが，僧帽弁閉鎖不全症，不整脈原性右室心筋症，心筋炎，心房中隔欠損症および三尖弁形成異常などの心房拡大を引き起こす心疾患に関連している可能性が考えられます。
- 心房粗動は心房細動に進行することがあり，同様に心房細動は心房粗動に再移行することもあります。

4. 治療

- 心房粗動に対する治療として，心室調律が過剰に速い場合は房室結節の伝導遅延を目的に，Ca チャネルブロッカー (ジルチアゼム) とジゴキシンを組み合わせた治療や，β 遮断薬 (アテノロール) を用いて治療を行います。

第 4 章　不整脈の心電図

A) 心房粗動
アメリカン・コッカー・スパニエル，避妊雌，17 歳齢
（Ⅱ誘導，1 cm/1 mV，50 mm/ 秒）

緊急度 ★★☆

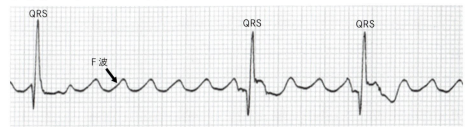

F 波は規則的で速く（500 拍 / 分），房室伝導は不規則に出現している

B) 心房粗動の興奮伝達

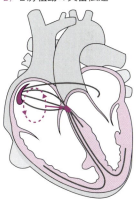

図　心房粗動の心電図とメカニズム

7-5 WPW 症候群

緊急度 ★★☆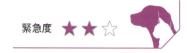

1. WPW 症候群とは

- WPW 症候群（Wolff-Parkinson-White syndrome）は，副伝導路（Kent 束）を有し，上室頻拍（第4章 7-2 参照）および心室早期興奮が同時に存在する不整脈です（図 A）。

2. 診断基準

- 心電図の特徴として，多くの場合 P-R 間隔が短縮し，QRS の幅が広くなります（wide-QRS）。また，デルタ（Δ）波が認められます（図 B）。
- 通常，房室伝導路を通る場合，P-R 間隔は比較的長くなり，QRS の幅はその分短くなります。しかしながら，副伝導路を通る場合には P-R 間隔が比較的短くなり，QRS の幅はその分広くなります。この P-R 間隔と QRS の幅の逆相関関係をアコーディオン現象（Concertina effect）といいます。

3. 発生メカニズム

- WPW 症候群は，心室早期興奮に加えて上室頻拍が起こることで発症します。
- 本来の伝導路である房室結節（興奮の伝達が遅い伝導路）とは別に副伝導路である Kent 束（心房と心室をつなぐ特殊な心筋線維で，興奮の伝達が速い伝導路）が共存することで頻拍を生み出します（図 C）。
- その結果，Kent 束は房室結節より伝導速度が速いため，房室結節を通過する刺激よりも早く心室を興奮させることになります。

4. 治療

- WPW 症候群は，臨床上，心室早期興奮自体が影響を与えることはありませんが，副伝導路と房室結節が共存することで上室頻拍が発生しやすくなります。ジルチアゼムなどの薬物は房室結節を介する興奮伝導を遮断するため，上室頻拍を終了させることができます。

A) WPW症候群
雑種猫, 去勢雄, 2歳齢 (II誘導, 1 cm/1 mV, 50 mm/秒)

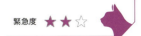

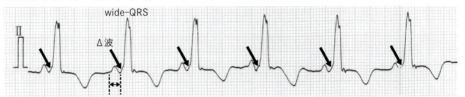

P-R間隔が短縮しており (両端矢印), QRSは幅が広く (wide-QRS), Δ波 (黒矢印) が認められる

B) WPW症候群の心電図の特徴

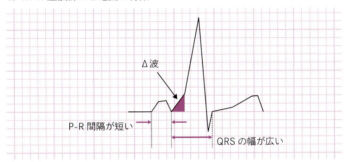

C) WPW症候群の興奮伝達

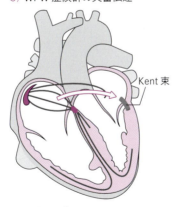

図　WPW症候群の心電図とメカニズム

7-6 心室頻拍

緊急度 ★☆☆〜★★★

1. 心室頻拍とは

- 心室頻拍(Ventricular tachycardia：VT)とは，心室の興奮波が連続して出現し，幅広いQRS(wide-QRS)が房室解離を伴って心室期外収縮が3拍以上連続した頻拍です(図A)。
- 心拍出量の低下により，失神などのAdams-Stokes症候群を起こすことがあります。

2. 診断基準と分類

- 心室頻拍には，30秒以内に自然に治まる非持続性心室頻拍(図A)と30秒以上持続する持続性心室頻拍(図B)の2つに分類されます。
- また，頻拍中の波形が単一のものを単形性心室頻拍，1つひとつ異なる波形が出現するものを多形性心室頻拍とよびます。
- 診断にあたり，房室解離や心室捕捉，融合収縮が心電図上で認められれば心室頻拍と診断できます(図C)。
- 心室調律が90〜140拍/分程度の緩やかな頻度で発生する場合を，促進型心室固有調律(Slow VT)といいます。これは心室の自動能が亢進して発生するタイプのもので，比較的予後のよいものです。
- Q-T延長症候群に発生する心室頻拍で，頻拍時に波形がねじれたような形をとるものをtorsade de pointes(トルサード・ド・ポアンツ)といい，時に心室細動(第4章7-7参照)に移行する場合があるため注意が必要です。

3. 発生メカニズム

- 図Dの○は傷害心筋を示しており，心室頻拍は心室内に形成されたリエントリーが傷害心筋の周囲を旋回することで生じます。
- 心室頻拍は拡張型心筋症，不整脈原性右室心筋症，心筋虚血，肥大型心筋症，拘束型心筋症，心筋炎，先天性および後天性の弁膜疾患に続発したうっ血性心不全，心臓腫瘍などでよく認められる不整脈です。
- また，心室頻拍は胃拡張・胃捻転症候群，脾臓の腫瘍または捻転，神経障害，子宮蓄膿症，前立腺炎，膵炎，貧血，尿毒症，菌血症，自己免疫疾患，電解質および酸塩基平衡異常，内分泌疾患などの全身性疾患や外傷でもよく認められます。

A) 非持続性心室頻拍
ラフ・コリー，雄，10 歳齢（Ⅱ誘導，5 cm/1 mV，50 mm/秒）

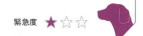

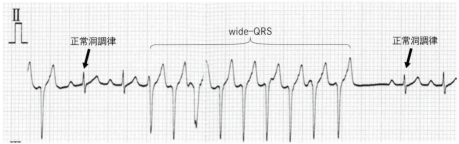

幅広い QRS が連続して 9 拍続き，その後正常な洞調律が認められる

B) 持続性心室頻拍
エアデール・テリア，避妊雌，10 歳齢（Ⅱ誘導，5 cm/1 mV，50 mm/秒）

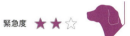

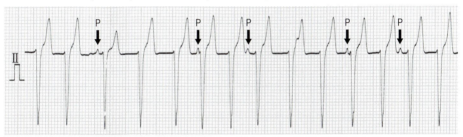

房室解離を伴い，連続して幅広い QRS（wide-QRS）が認められる

C) 心室捕捉および融合収縮を伴う心室頻拍
シェットランド・シープドッグ，雌，14 歳齢
（Ⅱ誘導，1 cm/1 mV，50 mm/秒）

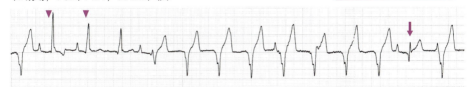

左から 2，3 番目の波形は，正常洞性インパルス（直前の P 波）が回復期の房室接合部に到達して心室を捕捉し，1 つの収縮波形になったものである（紫矢頭：心室捕捉）。最後から 2 つ目の波形は様々な融合収縮を示しており，洞性インパルスと心室の異所性始点からのインパルスによって心室が同時に興奮しているものである（紫矢印）

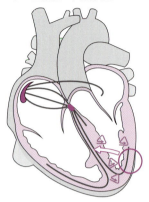

D）心室頻拍の興奮伝達

> 図　**心室頻拍の心電図とメカニズム**

- さらに，心室頻拍は抗不整脈薬，抗がん剤，麻酔薬ならびに鎮静薬によっても誘発される可能性があります。

4. 治療

- 心室頻拍に対する治療では，急性かつより危険度の高いものにおいて，洞調律に復帰するまでリドカインを静脈内投与します。
- リドカインの効果が認められない場合，第二選択薬としてプロカインアミドを静脈内投与します。
- また，内科的治療としてメキシレチン，プロカインアミド，β遮断薬などを経口投与します。

7-7 心室細動

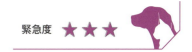

1. 心室細動とは

- 心室細動（Ventricular fibrillation：Vf）は，リエントリーが心室内の様々な場所で形成され，QRSが崩れており無秩序に早い周期で興奮が繰り返し起こっている状態です（図A）。
- 心室筋では頻繁に無秩序な興奮が発生しているために，心室全体としての均一な収縮がなく，心室から拍出が行われず，数分以内に正常洞調律に戻らない場合，死に至る極めて危険な不整脈です。

2. 診断基準

- 心拍数は速く，不規則で無秩序な波形をしています。
- P波，QRS，T波は認められません。

3. 発生メカニズム

- 図Bに示すように，心室内の大小異なる複数のリエントリーが無秩序に旋回することで非効率的な心室の収縮が引き起こされます。
- 心室細動は，大動脈弁下部狭窄症，不整脈原性右室心筋症など重度心筋疾患の存在下における心室頻拍の電気生理学的合併症として発生する可能性があります。
- 心疾患により収縮機能の低下に左室拡張末期圧が過度に上昇した場合，心室頻拍は心室細動へと移行する危険性があります。

A）心室細動
アメリカン・コッカー・スパニエル，去勢雄，1歳齢
（II誘導，0.5 cm/1 mV，50 mm/秒）

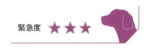

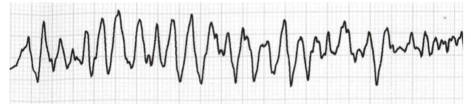

QRSの波形が崩れており，無秩序に早い周期で繰り返し起こっている

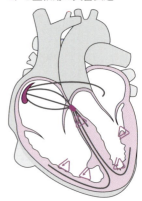

B）心室細動の興奮伝達

| 図 | 心室細動の心電図とメカニズム

- 末期の心臓または心臓以外の疾患により，血行動態的心停止および死亡する最終段階として心室細動が認められることがあります。
- 全身状態が悪い症例やまれに健康な症例でも長時間の麻酔（長時間にわたる心筋レベルでの重度低酸素状態が存在する場合）または麻酔導入時に心室細動が誘発されることもあります。
- 呼吸停止や換気不全は心室細動を引き起こす可能性があります。

4．治療

- 心室細動に対する治療は，心拍出量が著しく減少しているため迅速な治療介入が求められます。治療の選択肢としては体外式電気的除細動の使用が挙げられます。

第 5 章

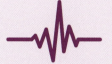

心疾患と心電図

1 動脈管開存症

1. 動脈管開存症とは
- 胎子期にある動脈管（大動脈と肺動脈とをつなぐ血管）が出生後も開存しており，それにより大動脈血の一部が肺動脈へ流入することで起こる病態です。
- 動脈管開存症は，特に犬の雌において多く認められる先天性心疾患の1つです。

2. 心電図の特徴
- 一般によくみられる段階の血行動態は左-右短絡ですので，左室および左房の容量負荷が生じることで，P波の持続時間の延長や左室負荷所見（R波の増高）が認められます（図A）。
- まれに肺高血圧症に進行すると，右-左短絡（アイゼンメンジャー症候群）となる場合があります。この場合は右室負荷所見（S波の増高）が認められます（図B）。

3. 臨床におけるアドバイス
- 心電図で動脈管開存症が疑われた場合，心エコーなどの画像診断装置で診断します。
- 動脈管開存症は心不全による死亡のリスクが高いため，手術による根治的治療が速やかに必要となります。

4. 治療
- 左心不全（肺水腫や運動不耐性など）が認められた場合は，利尿薬や強心薬により治療します。
- 左-右短絡の場合，根治的治療をしなければ診断から1年以内に64％の犬が死亡すると報告されていますので，早期に診断し，外科的あるいはインターベンションにより根治的治療をする必要があります。
- 右-左短絡になってしまった場合は，肺高血圧症と二次性赤血球増加症に対する治療を実施します。

A) ウェルシュ・コーギー・ペンブローク，雌，6歳齢（II誘導，0.25 cm/1 mV，50 mm/秒）

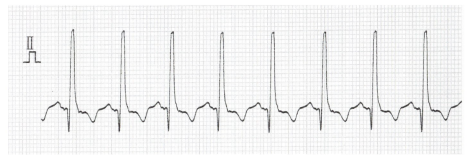

心拍数 200 拍/分と洞性頻脈であり，R波は7 mVと増高している（左室負荷所見）

B) トイ・プードル，雌，6歳齢（II誘導，1 cm/1 mV，50 mm/秒）

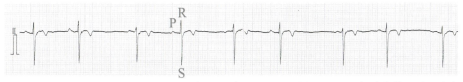

心拍数は100拍/分で正常洞調律であるが，S波が-1.5 mVと増高しており（右室負荷所見），右室肥大が疑われる

図　動脈管開存症の心電図

2 肺動脈弁狭窄症

1. 肺動脈弁狭窄症とは

- 肺動脈弁自体に異常があり，狭窄が起こる弁性狭窄が最も多く認められます。
- 肺動脈弁狭窄症は，犬で多く認められる先天性心疾患の1つです。

2. 心電図の特徴

- 狭窄が重度の場合には圧負荷による右室肥大が認められ，心電図では右室負荷所見（S波の増高）を認めます（図）。

3. 臨床におけるアドバイス

- 心電図で肺動脈弁狭窄症が疑われた場合，心エコーなどの画像診断装置で診断します。
- 肺動脈弁狭窄症は重度の場合，手術適応となります。

4. 治療

- 陰性変力作用と抗不整脈効果を期待して，アテノロールなどのβ遮断薬による治療を行います。
- 狭窄が重度の場合は突然死や右心不全のリスクが高まりますので，バルーン弁口拡大術やパッチグラフト法による外科的治療が適応となります。

ポメラニアン，雌，8 カ月齢（II誘導，0.5 cm/1 mV，50 mm/秒）

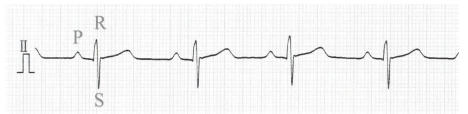

心拍数は 110 拍 / 分で正常洞調律であるが，S 波は －1.3 mV と増高しており（右室負荷所見），右室肥大が疑われる

図　**肺動脈弁狭窄症の心電図**

3 拡張型心筋症

1. 拡張型心筋症とは

- 拡張型心筋症は，左室あるいは両心室の拡張と収縮機能障害が生じる心筋症で，うっ血性心不全だけではなく，不整脈により失神や突然死が起こることもあります。
- ドーベルマン，ボクサー，グレート・デーンなどの大型犬や超大型犬の雄に多く発症します。

2. 心電図の特徴

- 心電図では左室負荷所見とP波の持続時間の延長が認められ（図A），まれに左脚ブロックがみられることもあります。
- 超大型犬では心房細動が高率で認められます（図B）。
- 特にドーベルマンやボクサーにおいて心室期外収縮が認められる場合，前臨床段階（オカルト）の拡張型心筋症の徴候となる可能性があります。

3. 臨床におけるアドバイス

- 心電図で拡張型心筋症が疑われた場合，心エコーなどの画像診断装置で診断します。
- 拡張型心筋症では，心機能の程度や不整脈の合併などを評価する必要があります。

4. 治療

- 拡張型心筋症の治療として，無徴候であってもピモベンダンを投与します。
- うっ血があれば利尿薬やACE阻害薬を投与します。
- 重度の不整脈では，不整脈に対する治療も併せて行います。

A) 柴, 雌, 6歳齢（II誘導, 0.5 cm/1 mV, 50 mm/秒）

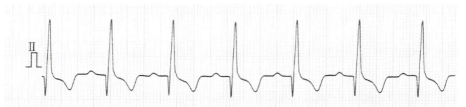

心拍数は165拍/分で正常洞調律であるが, R波は3.4 mVと増高しており（左室負荷所見）, 左室肥大が疑われる. また, P-R間隔は14秒と延長しており, 1度房室ブロックも認められる

B) ドーベルマン, 雄, 5歳齢（II誘導, 1 cm/1 mV, 50 mm/秒）

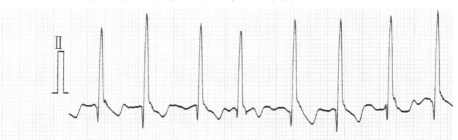

心拍数は230拍/分と頻拍で, P波の消失とR-R間隔が不規則（絶対不整）であることから, 心房細動と診断する

図 拡張型心筋症の心電図

4 不整脈原性右室心筋症

1. 不整脈原性右室心筋症とは

- 不整脈原性右室心筋症はボクサーで好発する心筋症で，リアノジン受容体の異常，striatin や calstabin-2 などの遺伝子欠損が原因となり，右室の心筋細胞が脂肪や線維に置換されることで不整脈が発生する心筋症です。
- 確定診断は病理組織学的検査によって行います。
- 失神が認められるような重度の不整脈の場合には予後不良とされています。

2. 心電図の特徴

- 成犬で（1歳齢以上），ホルター心電図検査を実施した場合に心室期外収縮が1日 300～1,000 回以上出現し，他に不整脈の原因となるような疾患が否定された場合に臨床的に診断します（図）。

3. 臨床におけるアドバイス

- 心電図で不整脈原性右室心筋症が疑われた場合，心エコーなどの画像診断装置で心筋収縮低下の有無を診断します。
- 不整脈原性右室心筋症では，不整脈の頻度が予後を左右します。頻度を評価するために，ホルター心電図を実施する場合があります。

4. 治療

- 次のうち，いずれか1つでも該当する場合は抗不整脈薬による治療を実施します。
  ①不整脈による臨床徴候がある（ふらつき，失神，運動不耐性など）
  ②不整脈が血行動態を不利にしている
  ③突然死の可能性がある危険な不整脈を認める（R on T 現象など）
- ソタロール，メキシレチン，アテノロール，プロカインアミドなどで抗不整脈の有効性が報告されており，心不全時にはピモベンダンの有効性も報告されています。
- フィッシュオイルでも抗不整脈の有効性が報告されており，ボクサーで EPA780 mg/day，DHA497 mg/day を摂取させると効果がみられたとの報告があります。

A) ボクサー，雄，5歳齢（1 cm/1 mV，50 mm/秒）

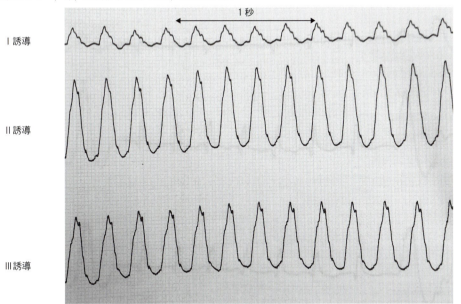

Ⅰ誘導

Ⅱ誘導

Ⅲ誘導

心拍数は300拍/分で，心室期外収縮が連続していることから心室頻拍と診断する。電気軸が左軸偏位していることから，右室が起源の心室頻拍と予想される

B) ラブラドール・レトリーバー，去勢雄，5歳3カ月齢（Ⅱ誘導，1 cm/1 mV，50 mm/秒）

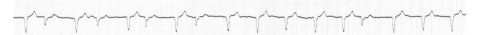

心電図上では心拍数が250拍/分の心室頻拍であるが，聴診上は心拍数が120拍/分であったことから，十分な脈を作らない無脈性収縮が起こっていたと考えられる

図　不整脈原性右室心筋症の心電図

- ボクサーにおいて，フィッシュオイルの経口投与で不整脈の発生頻度が低下したとの報告もあります。

5　肥大型心筋症

1. 肥大型心筋症とは
- 肥大型心筋症は，左室壁もしくは右室壁，あるいは両方の肥大が起こる心筋症です。
- 特に短毛の雑種猫の雄に好発します。

2. 心電図の特徴
- 心筋の肥大に伴う拡張機能障害によって左房の拡大が起こることで，心電図では左室負荷所見（R波の増高）とP波の持続時間の延長がみられることがあります（図A）[*]。
- 肥大型心筋症はほとんどが無徴候ですが，心室期外収縮や心室頻拍，上室期外収縮が認められることがあります（図B）。
- その他にも，特に重度に左房が拡大した場合，上室頻拍や心房細動が認められることがあります。

3. 臨床におけるアドバイス
- 心電図で肥大型心筋症が疑われた場合，心エコーなどの画像診断装置で診断します。
- 肥大型心筋症では心室期外収縮，心房細動などの不整脈の有無を評価します。

4. 治療
- 肺水腫や胸水貯留による呼吸困難，腹水貯留といった心不全徴候を示している場合には，心不全治療を行います。
- 心不全の既往がなく，流出路の動的狭窄が重度の場合には，抗不整脈効果も期待してアテノロールの投与を行います。

---

[*] P波の持続時間が延長したとしても，左房拡大に対する感度は30%，特異度は90%であったと報告されている。

A) 雑種猫，去勢雄，3歳齢（Ⅱ誘導，0.5 cm/1 mV，50 mm/秒）

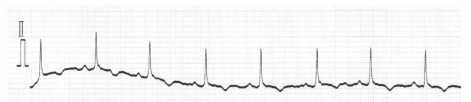

正常洞調律で心拍数は143拍/分であるが，R波は1.2 mVと増高しており左室負荷所見が認められ，左室肥大の疑いがある

B) 雑種猫，去勢雄，6歳齢（Ⅱ誘導，1 cm/1 mV，50 mm/秒）

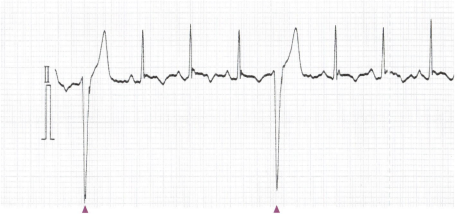

心拍数は167拍/分で正常洞調律であるが，心室期外収縮（紫矢頭）が散見している。猫では正常時に心室期外収縮を認めることはあまりないので，心臓の精査を実施する必要がある

図　肥大型心筋症の心電図

6 僧帽弁閉鎖不全症

1. 僧帽弁閉鎖不全症とは

- 僧帽弁閉鎖不全症は，僧帽弁の逆流が起きることで左房と左室の拡大が起こります。
- 僧帽弁閉鎖不全症は犬で最もよく認められる後天性心疾患であり，チワワやキャバリア・キング・チャールズ・スパニエルなどの小型犬の雄に好発します。

2. 心電図の特徴

- 心電図では，左室負荷所見（R波の増高）やP波の延長（僧帽性P波）が認められることがあります（図）。
- P波の持続時間が正常でも左房が拡大している時があります。
- 左室への容量負荷や左房圧の上昇によって，左房で心筋線維の変性や壊死が起こることから，上室期外収縮や心室期外収縮，頻脈性不整脈（心房細動や心室頻拍など）が認められる場合があります。

3. 臨床におけるアドバイス

- 心電図で僧帽弁閉鎖不全症が疑われた場合，心エコーなどの画像診断装置で診断します。
- 僧帽弁閉鎖不全症では，不整脈の有無を評価し，治療方法を検討します。

4. 治療

- 肺水腫による呼吸困難や運動不耐性といった心不全徴候を示している場合には，心不全の治療を行います。

キャバリア・キング・チャールズ・スパニエル,去勢雄,8歳3カ月齢
(Ⅱ誘導,0.5 cm/1 mV,50 mm/秒)

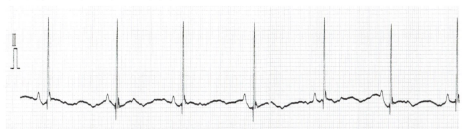

正常洞調律で心拍数は91拍/分であるが,R波は3.5 mVと増高し(左室負荷所見),左室肥大が疑われる

図　**僧帽弁閉鎖不全症の心電図**

7 神経調節性失神症候群

1. 神経調節性失神症候群とは

- 神経調節性失神症候群には，血管迷走神経性失神，状況失神，頸動脈洞過敏症候群が含まれ，①心抑制型，②血管抑制型，③混合型の3つに分類されます。
- 血管迷走神経性失神は興奮や激しい痛みなどによって誘発され，自律神経のバランスが崩れることで抹梢血管の抵抗が減少し血液が心臓に戻らなくなり，血圧や脳血流の低下によって失神する病態です。
- 状況失神は排尿，排便，飲み込み，発咳時などで起こります。急激な迷走神経活動亢進，交感神経活動低下ならびに心臓の前負荷減少により，徐脈，心停止もしくは血圧の低下を来し失神する病態です（図）。
- 頸動脈洞過敏症候群は頸部の圧迫によって起こります。圧受容体が存在する頸動脈洞に刺激や圧迫が加えられることで，迷走神経が過剰に反応し徐脈あるいは心停止し，失神する病態です。

2. 心電図の特徴

- 心抑制型や混合型の場合，急な心停止や徐脈が起こります（図）。
- 血管抑制型の場合，心電図には大きな変化は現れませんが，血圧が低下し，失神を起こします。

3. 臨床におけるアドバイス

- 心電図で神経調節性失神症候群が疑われた場合，心エコーなどの画像診断装置で合併する疾患がないかを評価します。
- 神経調節性失神症候群では心抑制型，または血管抑制型で治療方法が異なるため，これらを判別する必要があります。

4. 治療

- 発咳が誘因となる場合には，発咳に対する治療を行います。
- 首輪による頸部の圧迫が原因の場合には胴輪（ハーネス）に変更するなど，誘因となるものを避けます。
- ペースメーカ植込み術が有効な場合があります。
- シロスタゾール，テルブリタン，プロパンテリンの投与が有効な場合もあります。

マルチーズ，去勢雄，12歳6カ月齢（II誘導，1 cm/1 mV，50 mm/秒）

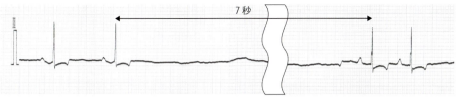

正常洞調律であったが，発咳中に突如心停止し，その後失神した。約7秒後に心拍が再開し，意識を取り戻した

図 神経調節性失神症候群（状況失神）の心電図

Appendix 不整脈に使用する薬剤リスト

分類	薬剤名	薬用量 犬
アドレナリン作動薬	ドパミン塩酸塩（ドパミン）	[CRI] 2～2.5 μg/kg/分で開始し，必要に応じ
	ドブタミン塩酸塩（ドブタミン）	[CRI] 1～20 μg/kg/分
気管支拡張薬・抗不整脈薬	テルブタリン硫酸塩（テルブタリン）	【徐脈性不整脈の場合】 [PO] 0.2 mg/kg，8～12時間ごと
強心薬	ジゴキシン	[PO] 0.0025～0.005 mg/kg，12時間ごとで開始し，有効血中濃度となるように調整する（0.5～2 ng/mL）
強心薬・陽性変力作用薬	ピモベンダン	[PO] 0.2～0.5 mg/kg，12時間ごと
血管拡張薬	シルデナフィルクエン酸塩（シルデナフィル）	[PO] 0.5～3 mg/kg，8～12時間ごと（猫では の経口投与で治療したアイゼンメンジャー症候群
	ニトロプルシドナトリウム（ニトロプルシド）	[IV] 1 μg/kg/分で開始して，0.5～1 μg/kg/分ずつ漸増する（最大5～10 μg/kg/分）。
血管拡張薬・ACE阻害薬	エナラプリルマレイン酸塩（エナラプリル）	[PO] 0.5 mg/kg，12～24時間ごと
	ベナゼプリル塩酸塩（ベナゼプリル）	[PO] 0.25～0.5 mg/kg，24時間ごと
抗アルドステロン薬	スピロノラクトン	[PO] 2 mg/kg，1日1回
抗血小板剤	シロスタゾール	[PO] 5～10 mg/kg，12時間ごと
抗コリン作用薬	アトロピン硫酸塩水和物（アトロピン）	【アトロピン試験】 0.04 mg/kg を SC あるいは IV し，それぞれ 合は陽性と判断する。
抗コリン作用薬・止瀉薬	臭化プロパンテリン（プロパンテリン）	[PO] 7.5～30 mg/head，8～12時間ごと
抗不整脈薬	アミオダロン塩酸塩（アミオダロン）	【心房性期外収縮または心室性不整脈の場合】 [PO] 8～10 mg/kg，1日2回で1週間投与し，以降は5～10 mg/kg，1日1回に減薬する。 【心室頻拍，上室頻拍，心房細動の場合】 [IV・CRI] 2 mg/kg を10分以上かけて投与後，0.8 mg/kg/時を6時間でCRIし，以降は0.5 mg/kg/時で行う。
	キニジン硫酸塩水和物（キニジン）	[PO] 6～16 mg/kg，6～8時間ごと
	プロカインアミド塩酸塩（プロカインアミド）	【心室頻拍の場合】 [PO] 30 mg/kg，12時間ごと [IV・CRI/IM] 2～4 mg/kg を2～5分かけて投与する（最大で20 mg/kg）。奏功した場合は20～50 μg/kg/分でCRI，あるいは7～10 mg/kg でIMを6～8時間ごとに行う。 【上室頻拍の場合】 [IV] 6～8 mg/kg を3分以上かけて投与する。 [IM] 6～20 mg/kg

薬用量 猫	備考
て漸増する。	–
[CRI] 1～5 μg/kg/分	● 高用量では頻拍が生じ，不整脈が悪化することがある。 ● 猫に高用量で投与すると神経発作を起こすことがある。
【徐脈性不整脈の場合】 [PO] 0.625 mg/head，8～12 時間ごと	● 振戦や興奮などの神経徴候が認められることがある。
[PO] 0.125 mg の錠剤 1/8～1/4 T，48 時間ごとで開始し，有効血中濃度となるように調整する（1～2 ng/mL）。	● 特に猫では，ジギタリス中毒（食欲不振，消化器徴候，不整脈）に注意する。
[PO] 0.25 mg/kg，12 時間ごと	● 猫では適用外使用だが，閉塞性疾患でない限り，大きな副作用は認められない。
10 カ月におよぶ 0.25～1.6 mg/kg，12 時間ごとの症例報告あり）	–
[IV] 0.5 μg/kg/分で開始して，0.5～1 μg/kg/分ずつ漸増する（最大 5～10 μg/kg/分）。	● 10～15 分ごとに血圧をモニタリングしながら使用する。
[PO] 0.25～0.5 mg/kg，1 日 1 回	● 脱水や慢性腎臓病がある場合には高窒素血症に注意する。
	● 脱水や慢性腎臓病がある場合には高窒素血症に注意する。
[PO] 1～2 mg/kg，1 日 1 回	● メインクーンでは顔面に潰瘍が生じることがある。
	● 用量用法に明確なエビデンスはない。 ● 振戦や出血を助長するおそれがある。
15～30 分後に心拍数が 140 拍/分を超えた場	–
[PO] 7.5 mg/head，8～12 時間ごと	–
–	● 消化器徴候（食欲不振，嘔吐など），肝障害ならびに甲状腺機能異常が認められることがある。
	–
–	● 血中濃度に比例するが，陰性変力作用に注意する。 ● QRS の持続時間の延長や房室ブロックが認められることがある。

CRI：持続静脈内投与，PO：経口投与，IV：静脈内投与，SC：皮下注射，IM：筋肉内投与

分類	薬剤名	薬用量　犬
抗不整脈薬	メキシレチン塩酸塩（メキシレチン）	[PO] 5～10 mg/kg，8時間ごと
	リドカイン	【心室頻拍の場合】 [IV・CRI] 2～4 mg/kg を 1～2 分以上かけて投与し，必要に応じて 8 mg/kg を上限に投与する。その後，25～100 μg/kg/ 分で CRI を行う。 【心室細動または心室頻拍の場合】 [IV/IO] 2 mg/kg をゆっくり投与する。
利尿薬	トラセミド	[PO] 0.1～0.3 mg/kg，12～24 時間ごと
	ヒドロクロロチアジド	[PO] 1～2 mg/kg，24～48 時間ごと
	フロセミド	[PO] 1～4 mg/kg，8～24 時間ごと [IV] 呼吸様式 / 呼吸回数が改善するまで
α型ヒト心房性ナトリウム利尿ペプチド	カルペリチド（hANP）	[CRI] 0.1 μg/kg/ 分
β作動薬	イソプロテレノール	[CRI] 0.04～0.08 μg/kg/ 分を心拍数が増加
β遮断薬	アテノロール	[PO] 0.25～1.5 mg/kg，12 時間ごと
	カルベジロール	[PO] 0.15～0.2 mg/kg，1 日 2 回で開始し，1 週間継続する。その後，必要に応じて 0.3 mg/kg，1 日 2 回まで漸増する。
	プロプラノロール塩酸塩（プロプラノロール）	[PO] 0.1～0.2 mg/kg，8 時間ごとから開始し，必要に応じて 1.5 mg/kg，8 時間ごとを最大用量までとして漸増する。 [IV] 0.02 mg/kg を 2～3 分以上かけて投与する（最大で 0.1 mg/kg まで投与が可能である）。
β遮断薬・抗不整脈薬	エスモロール塩酸塩（エスモロール）	[IV・CRI] 0.25～0.5 mg/kg を 2～5 分かけてを行う。
	ソタロール塩酸塩（ソタロール）	[PO] 1～2 mg/kg，12 時間ごと
Ca チャネルブロッカー	ジルチアゼム塩酸塩（ジルチアゼム）	【上室頻拍の慢性期における管理】 [PO] 1 mg/kg，8 時間ごとで開始し，必要に応じて 4 mg/kg，8 時間まで漸増する。 【上室頻拍の急性期における管理】 [IV] 0.05 mg/kg を 1～2 分かけて投与する。その後，5 分ごとに合計 0.75 mg/kg まで投与が可能である。
	ベラパミル塩酸塩（ベラパミル）	【上室頻拍の場合】 [IV] 0.05 mg/kg を 1～2 分以上かけて投与し，効果がなければ 5～10 分ごとに最大 0.15 mg/kg まで投与が可能である。 [CRI] 2～10 μg/kg/ 分で持続的に管理する。

薬用量 猫	備考
−	● 消化器徴候が認められることがある。
[IV・CRI] 0.25～0.5 mg/kg をゆっくり投与し，必要に応じて5～20分ごとに0.15～0.25 mg/kg を投与する。その後，10～20 μg/kg/分で CRI を行う。	● 猫は感受性が高く，中枢神経徴候がよく認められることから慎重に投与する（発作にはジアゼパムを使用すること）。 ● 急速投与すると血圧低下を来す。
	−
	● 腎機能ならびに電解質の異常に注意する。
1～4 mg/kg，1～2時間ごとに投与する。	● 腎機能，呼吸様式／呼吸回数（犬＜30回／分，猫＜40回／分）をモニタリングしながら，最低用量で投与する。
−	−
するまで投与する。	
[PO] 6.25～12.5 mg/head，12時間ごと 慢性腎臓病を併発している場合は，下記を推奨する。 IRIS stage II：0.19 mg/kg，12～24時間ごと IRIS stage III：0.125 mg/kg，12～24時間ごと IRIS stage IV：0.06 mg/kg，24時間ごと	● 低用量から開始し，虚脱や運動不耐性が認められない用量まで漸増する。 ● 心不全がある場合は休薬か50％減薬する。
−	● 徐脈や血圧低下を起こすことがあるため，心拍数と血圧を確認する。
[PO] 2.5 mg/head，8～12時間ごとから開始し，必要に応じて 10 mg/head，8時間ごとを最大用量までとして漸増する。 [IV] 0.02 mg/kg を2～3分以上かけて投与する（最大で 0.1 mg/kg まで投与が可能である）。	● 陰性変力作用があることから，心拍出量の低下には注意する。
投与する。その後，10～200 μg/kg/分で CRI	● 徐脈や血圧低下に注意する。
	● ボクサーやジャーマン・シェパード・ドッグの心筋症にはメキシレチンと併用する。 ● 陰性変力作用があるため，心不全の症例には慎重に投与する。
【上室性不整脈の場合】 [PO] 7.5～15 mg/head を1日2～3回投与する。 [IV] 0.125～0.25 mg/kg を2分以上かけて投与する。その後，15分ごとに合計 0.75 mg/kg まで投与が可能である。	● β遮断薬ほどではないが，陰性変力作用があることから心不全の症例への使用には注意する。
【上室頻拍の場合】 [IV] 0.025 mg/kg を1～2分以上かけて投与し，効果がなければ5～10分ごとに合計 0.15 mg/kg まで投与が可能である。 [CRI] 2～10 μg/kg/分で持続的に管理する。	● 血圧低下，徐脈，房室ブロック，心不全の悪化，消化器徴候が生じることがある。 ● 重度の心不全，低血圧，洞不全症候群，1～3度房室ブロックがある場合には禁忌である。

CRI：持続静脈内投与，PO：経口投与，IV：静脈内投与，IM：筋肉内投与，IO：骨内投与

参考文献

第1章
1) Kittleson MD, Kienle RD. 心臓の発生学と解剖学，小動物の心臓病学．監訳：局博一 他．1st ed. pp1-12，インターズー，東京 (2003)．
2) Kittleson MD, Kienle RD. 正常な心血管系の臨床生理学，小動物の心臓病学．監訳：局博一 他．1st ed. pp13-40，インターズー，東京 (2003)．
3) Kittleson MD, Kienle RD. 心電図：基本的概念，心拡大の診断および心室内の伝導障害，小動物の心臓病学．監訳：局博一 他．1st ed. pp84-110，インターズー，東京 (2003)．
4) Larry Patrick Tilley. 心電図の発生：基本原則，究極・犬猫の臨床心電図．監訳：松原哲舟 他．3rd ed. pp1-18, LLLセミナー，鹿児島 (1997)．

第2章
1) 原田拓真，塩谷元宏，他．胸部誘導によるビーグル犬の心電図QT間隔計測の有用性について．動物の循環器．37, 8-13 (2004)．
2) Oyama MA, Kraus MS, Gelzer AR. 犬と猫のECGトレーニングブック．監訳：青木卓磨．pp6-8，インターズー，東京 (2016)．
3) 内野富弥．イヌの心電図誘導法の歴史．家畜の心電図．10, 28-32 (1977)．
4) Larry Patrick Tilley. 究極・犬猫の臨床心電図．訳：中谷孝，監訳：松原哲舟 他．3rd ed. pp12-18, LLLセミナー，鹿児島 (1998)．
5) 内野富弥．イヌの長時間心電図記録法について．JPN. J. ELECTROCARDIOLOGY. 21, 45-51 (2001)．

第3章
1) Soto-Bustos Á, Caro-Vadillo A, Martínez-DE-Merlo E, et al. Diagnostic accuracy of electrocardiographic P wave related parameters in the assessment of left atrial size in dogs with degenerative mitral valve disease. *J Vet Med Sci*. 79, 1682-1689 (2017).
2) Larry Patrick Tilley. 究極・犬猫の臨床心電図．訳：中谷孝，監訳：松原哲舟．LLLセミナー，鹿児島 (1998)．
3) 池田隆徳．そうだったのか！絶対読める心電図．第5刷，羊土社，東京 (2016)．

第4章 1～6-2
1) Kittleson MD, Kienle RD. 不整脈の診断と治療，小動物の心臓病学．監訳：局博一 他．1st ed. pp543-593，インターズー，東京 (2003)．
2) Larry Patrick Tilley. 犬によくみられる心不整脈の解析，究極・犬猫の臨床心電図．監訳：松原哲舟 他．3rd ed. pp127-207, LLLセミナー，鹿児島 (1997)．
3) Larry Patrick Tilley. 猫によくみられる心不整脈の解析，究極・犬猫の臨床心電図．監訳：松原哲舟 他．3rd ed. pp208-254, LLLセミナー，鹿児島 (1997)．
4) Kittleson MD, Kienle RD. 心電図：基本的概念，心拡大の診断および心室内の伝導障害，小動物の心臓病学．監訳：局博一 他．1st ed. pp84-110，インターズー，東京 (2003)．
5) Plumb DC. Plumb's Veterinary Drug Handbook. 9th ed. pp1-1456, Wiley-Blackwell, New Jersey (2018).

第4章 6-3～6-5，7～7-7
1) Santilli R, et al. Electrocardiography of the dog and cat. Muntignani A eds. 2nd ed. Edra S.p.A, Italy (2018).
2) Larry Patrick Tilley. 究極・犬猫の臨床心電図．訳：中谷孝，監訳：松原哲舟．LLLセミナー，鹿児島 (1998)．

第4章 6-6
1) BJ GAVAGHAN, MD KITTLESON and D McALOOSE. Persistent atrial standstill in a cat. *Aust Vet*

J. 77, 574-579 (1999).
2) Sara M Johns, Joshua A Stern and O Lynne Nelson. Vet Med Today: ECG of the Month. *JAVMA*. 238, 982-984 (2011).
3) Jean V Rubanick, Ryan C Fries, Carly E Waugh, et al. Severe hyperkalemia presenting with wide-complex tachycardia in a puppy with acute kidney injury secondary to leptospirosis. *J Vet Emerg Crit Care*. 26, 858-863 (2016).
4) RK Nakamura, NJ Russell and GD Shelton. Adult-onset nemaline myopathy in a dog presenting with persistent atrial standstill and primary hypothyroidism. *Journal of Small Animal Practice*. 53, 357-360 (2012).
5) Kevin MacAulay. Permanent transvenous pacemaker implantation in an Ibizan hound cross with persistent atrial standstill. *Can Vet J*. 43, 789-791 (2002).
6) Serene R Lai. Atrioventricular muscular dystrophy in a 5-month-old English springer spaniel. *Can Vet J*. 50, 1286-1287 (2009).
7) S Wesselowski, J Abbott, M Borgarelli, et al. Presumptive partial atrial standstill secondary to atrial cardiomyopathy in a Greyhound. *Journal of Veterinary Cardiology*. 19, 276-282 (2017).
8) RM Cervenec, CD Stauthammer, DM Fine, et al. Survival time with pacemaker implantation for dogs diagnosed with persistent atrial standstill. *Journal of Veterinary Cardiology*. 19, 240-246 (2017).
9) KE Schmitt, BK Lefbom. Long-term management of atrial myopathy in two dogs with single chamber permanent transvenous pacemakers. *Journal of Veterinary Cardiology*. 18, 187-193 (2016).
10) Justin D Thomason, Marc S Kraus, Tiffany L Fallaw, et al. Survival of 4 dogs with persistent atrial standstill treated by pacemaker implantation. *Can Vet J*. 57, 297-298 (2016).
11) Brian C Norman, Etienne Côté, Kirstie A Barrett. Wide-complex tachycardia associated with severe hyperkalemia in three cats. *Journal of Feline Medicine and Surgery*. 8, 372-378 (2006).

第5章

1) Yamada N, Kitamori T, Kitamori F, et al. Arrhythmogenic right ventricular cardiomyopathy coincided with the cardiac fibrosis in the inner muscle layer of the left ventricular wall in a boxer dog. *J Vet Med Sci*. 77, 1299-1303 (2015).
2) Meurs KM, Stern JA, Reina-Doreste Y, et al. Natural history of arrhythmogenic right ventricular cardiomyopathy in the boxer dog: a prospective study. *J Vet Intern Med*. 28, 1214-1220 (2014).
3) Schrope DP. Prevalence of congenital heart disease in 76,301 mixed-breed dogs and 57,025 mixed-breed cats. *J Vet Cardiol*. 17, 192-202 (2015).
4) Saunders AB, Gordon SG, Boggess MM, et al. Long-term outcome in dogs with patent ductus arteriosus: 520 cases (1994-2009). *J Vet Intern Med*. 28, 401-410 (2014).
5) Kander M, Pasławska U, Staszczyk M, et al. Retrospective analysis of co-occurrence of congenital aortic stenosis and pulmonary artery stenosis in dogs. *Pol J Vet Sci*. 18, 841-845 (2015).
6) Wess G, Domenech O, Dukes-McEwan J, et al. European Society of Veterinary Cardiology screening guidelines for dilated cardiomyopathy in Doberman Pinschers. *J Vet Cardiol*. 19, 405-415 (2017).
7) Romito G, Guglielmini C, Mazzarella MO, et al. Diagnostic and prognostic utility of surface electrocardiography in cats with left ventricular hypertrophy. *J Vet Cardiol*. 20, 364-375 (2018).
8) Larry Patrick Tilley. 究極・犬猫の臨床心電図. 訳：中谷孝, 監：松原哲舟. LLLセミナー, 鹿児島 (1998).
9) 池田隆徳. そうだったのか！絶対読める心電図. 第5刷, 羊土社, 東京 (2016).

Appendix

1) Plumb DC. Plumb's Veterinary Drug Handbook. 9th ed. Wiley-Blackwell, New Jersey (2018).
2) Bruce WK, et al. ACVIM consensus guidelines for the diagnosis and treatment of myxomatous mitral valve disease in dogs. *J Vet Intern Med*. 1-14 (2019).
3) Rachel James, et al. The SEISICAT study: a pilot study assessing efficacy and safety of spironolactone in cats with congestive heart failure secondary to cardiomyopathy. *Journal of Veterinary Cardiology*. 20, 1-12 (2018).
4) Etienne Côté, et al. Feline Cardiology. 1st ed. Wiley-Blackwell, New Jersey (2011).

Index

数字

1度房室ブロック ……………………… 67
2：1型 …………………………………… 67
2度房室ブロック ……………………… 67
3度房室ブロック ……………………… 70

欧文

Adams-Stokes症候群 …… 67, 73, 76, 92
Ashman現象 ……………………… 48, 50
F波 ………………………………………… 88
Kent束 ……………………………… 83, 90
Lown分類 ……………………………… 54
MobitzⅠ型 …………………………… 67
MobitzⅡ型 …………………………… 67
narrow-QRS …………………………… 50
P波 ……………………………………… 40
P-R（P-Q）間隔 ……………………… 44
QRS ……………………………………… 41
Q-T延長症候群 …………………… 44, 92
Q-T間隔 ………………………………… 44
Q-T短縮症候群 ………………………… 44
R on T現象 …………………………… 54
R-R間隔 ………………………………… 43
Rubenstein分類 ……………………… 73
ST部分 ………………………………… 42
T波 ……………………………………… 42
torsade de pointes ………………… 92
Vaughan-Williams分類 …………… 79
Wenckebach型 ……………………… 67
wide-QRS ………………………… 52, 90, 92

和文

あ行

アース ……………………………… 24, 45
アーチファクト ……………………… 45
アイントーベンの三角形 ……………… 20
アコーディオン現象 …………………… 90
異所性自動能 ………………………… 16
陰性P波 ……………………………… 40
陰性T波 ……………………………… 42
右脚ブロック ………………………… 56
右軸偏位 ……………………………… 34

か行

冠動脈 ………………………………… 12
基線 …………………………………… 38
逆行性P波 …………………………… 40
キャリブレーション …………………… 30
高度房室ブロック …………………… 67
交流電流 …………………………… 24, 45
呼吸性洞性不整脈 …………………… 60

さ行

再分極 ………………………………… 38
左脚後枝ヘミブロック ………………… 56
左脚前枝ヘミブロック ………………… 56
左脚ブロック ………………………… 56
左軸偏位 ……………………………… 34
刺激伝導系 …………………………… 15
持続性心室頻拍 ……………………… 92
自動能 ………………………………… 15
受攻期 …………………………… 40, 54
徐脈 ……………………………… 43, 48
心室早期興奮 ……………………… 44, 90
心室調律 ………………………… 63, 70, 92
心室内変行伝導 ………………… 48, 50, 86
心室捕捉 ……………………………… 92

心拍数	32
心房内リエントリー性頻拍	83
接合部調律	63, 70
絶対不応期	40
尖鋭Ｐ波	40
尖鋭Ｔ波	42
双極誘導	18, 20, 24
相対不応期	40
促進型心室固有調律	92

た行

体循環	14
脱却	38
脱分極	38
ダブルカウント	46
単極誘導	18, 20, 24
デルタ波	90
電気軸	34
テント状Ｔ波	42
洞機能不全	74
洞結節内リエントリー性頻拍	83
等電位	38
等電位誘導	36
ドリフト	45

な行

二相性Ｐ波	40
二峰性Ｐ波	40
ノイズ	45
ノコギリ波	88

は行

肺循環	14
非持続性心室頻拍	92
頻拍	43, 48
不応期	40
副収縮	54
不整脈	16, 48
分極	38
平坦Ｔ波	42
平低Ｐ波	40
ペーパースピード	30
房室解離	70, 92
房室結節リエントリー性頻拍	83
房室リエントリー性頻拍	83
発作性房室ブロック	70

や行・わ

融合収縮	92
陽性Ｐ波	40
ワンダリングペースメーカ	60

監修者プロフィール

青木卓磨（あおきたくま）

1979年栃木県生まれ。麻布大学獣医学部獣医学科小動物外科学研究室准教授（循環器学・呼吸器学），博士（獣医学）。
2004年岩手大学農学部獣医学科を卒業後，2008年麻布大学大学院獣医学研究科獣医学専攻博士課程修了。2008年那須南小動物医療センター　青木獣医科（栃木県）勤務。2010年麻布大学外科学第一研究室（現・小動物外科学研究室）助教，講師を経て，2017年より現職。
動物病院を営む家庭で育ち，幼少期より動物診療に触れることで兄弟ともに獣医師となる。分野を問わず，あらゆる疾患の診断と治療に従事できる地方特有の環境で地域貢献を目指したが，大学院時代に若尾義人名誉教授より，心臓病や心臓外科などの高度な臨床，教育と研究の楽しさと意義を学び，大学教員としての道を進むこととなった。現在，心臓病の新たな治療法や診断法を研究・開発すると同時に，附属動物病院では循環器・呼吸器科の診療科長として年間約700件の診察を担当している。

犬と猫のこれだけ心電図

2019年6月20日　第1刷発行

監修者	青木卓磨
発行者	森田　猛
発行所	株式会社 緑書房 〒103-0004 東京都中央区東日本橋3丁目4番14号 TEL 03-6833-0560 http://www.pet-honpo.com
編　集	齋藤由梨亜，花崎麻衣子，石井秀昌
カバーデザイン	アクア
印刷所	アイワード

ⒸTakuma Aoki
ISBN978-4-89531-374-2　Printed in Japan
落丁，乱丁本は弊社送料負担にてお取り替えいたします。

本書の複写にかかる複製，上映，譲渡，公衆送信（送信可能化を含む）の各権利は株式会社緑書房が管理の委託を受けています。

[JCOPY]〈（一社）出版者著作権管理機構　委託出版物〉
本書を無断で複写複製（電子化を含む）することは，著作権法上での例外を除き，禁じられています。本書を複写される場合は，そのつど事前に，（一社）出版者著作権管理機構（電話 03-5244-5088，FAX03-5244-5089，e-mail：info@jcopy.or.jp）の許諾を得てください。
また本書を代行業者等の第三者に依頼してスキャンやデジタル化することは，たとえ個人や家庭内の利用であっても一切認められておりません。

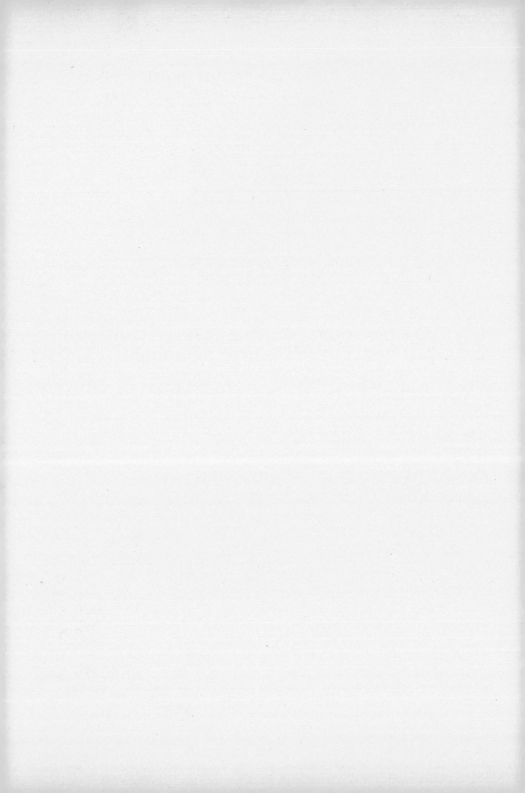